ÉTUDE CRITIQUE

SUR

LES LOCALISATIONS SPINALES

DE LA SYPHILIS

TRAVAUX DU MÊME AUTEUR

Considérations sur la Fièvre typhoïde, son traitement par les bain froids et par l'appareil du D' CLÉMENT.

> Mémoire lu à la Société de Médecine de Lyon. — *Lyon-Médical,* 10 fév. 1878 et suivants.

Note sur un cas d'Exomphale congénitale.

> Lue à la Société des Sciences médicales. — *Lyon-Médical,* avril 1878.

Note sur une anomalie très rare de l'Axis, trouvée chez un idiot par M. L. ROUVIER, interne à   asile d'aliénés de Saint-Robert.

> Lue à la Société des Sciences médicales, mars 1879.

LYON. — IMPRIMERIE PITRAT AÎNÉ, RUE GENTIL, 4.

ÉTUDE CRITIQUE

SUR LES

LOCALISATIONS SPINALES DE LA SYPHILIS

PAR

LE DOCTEUR L.-J. JULLIARD

ANCIEN INTERNE
LAURÉAT DES HOPITAUX DE LYON
— Prix Bonnet, concours 1874 —
TROIS FOIS LAURÉAT DE L'ÉCOLE DE MÉDECINE
— Médaille de vermeil 1873 —
— Premier prix de fin d'année en 1873 et 1875 —

PARIS

LIBRAIRIE J.-B. BAILLIÈRE ET FILS

19, RUE HAUTEFEUILLE, PRÈS DU BOULEVARD SAINT-GERMAIN

1879

ÉTUDE CRITIQUE

SUR

LES LOCALISATIONS SPINALES

DE LA SYPHILIS

Je n'ai point à faire en détail l'histoire des fluctuations qu'ont subies les doctrines médicales concernant les lésions syphilitiques du système nerveux en général, et de la moelle épinière en particulier. La physiologie de ce dernier organe était à peine ébauchée ; l'anatomie pathologique ne date guère que de nos jours : aussi, les affections médullaires, quand elles ne passaient point inaperçues, étaient-elles environnées d'une telle obscurité, que les récits des anciens seraient d'un bien mince profit pour éclairer le sujet délicat que j'entreprends d'esquisser. Qu'il me suffise de dire que cette histoire est celle de la syphilis viscérale tout entière. Comme elle, elle a eu trois périodes assez distinctes : la première commence aux récits exagérés et presque fantastiques de la fin du xve siècle. « La peur de l'épidémie syphilitique, dit Broad-

bent, la faisait regarder comme un Protée, dont les formes se succédaient plus rapidement qu'elles ne le font
aujourd'hui, et dont les rapports mutuels étaient plus
sensibles. Mais, comme on l'a déjà dit, la syphilis était le
bouc émissaire de la pathologie, et on entassait sur sa tête
toutes sortes d'affections auxquelles elle était étrangère.»
B. Bell, un des derniers représentants de cet ordre
d'idées, écrivait encore en 1793 : « Les maladies produites par le virus vénérien, et dont je citerai des observations, sont la phtisie, l'asthme, le rhumatisme, l'hydro-
pisie, les maux de tête, l'épilepsie et la manie [1]. »

La seconde période commence avec John Hunter, con-
temporain de Bell. Il fit aux idées régnantes une opposition très-vive et restreignit d'une étrange façon le cadre
des accidents syphilitiques. Bien qu'il ne nomme pas formellement la moelle épinière, il n'est pas douteux qu'elle
soit comprise dans la liste de proscription suivante, au
même titre que les autres manifestations viscérales de la
syphilis : « Certaines parties du corps, dit Hunter, sont
incapables d'être atteintes par le virus vénérien, comme
le *cerveau*, le cœur, les viscères abdominaux ; ce virus
ne paraît pas capable d'exercer une influence destructive
sur les organes vitaux de ces parties-là, les plus essentielles pour le bien-être et la continuation de la vie...
Nous n'avons jamais vu atteints le *cerveau*, le cœur, le
foie, les reins, ni aucun autre organe, bien que ces cas
là aient été décrits par quelques auteurs [2]. »

[1] B. Bell. *On the venereal disease*, vol. II, p. 469. 1793.
[2] *John Hunter's Works*, by Palmer, vol. II, p. 396. London, 1835.

La troisième période comprend les recherches entreprises depuis ces trente dernières années. Grâce aux travaux remarquables de l'École du Midi et de celle de l'Antiquaille, qui ont en grande partie fixé la science sur l'origine, la transmission et les caractères de la syphilis ; grâce aux progrès inouïs de la technique microscopique, on a pu procéder avec fruit à l'étude des manifestations viscérales de cette affection. C'est le triomphe des recherches cliniques, complétées par les laborieuses investigations de l'anatomie pathologique. C'est ainsi qu'on est arrivé peu à peu à démontrer l'erreur propagée par Hunter et à rendre aux principaux viscères le triste privilège que le grand syphiliographe anglais leur avait refusé. Le système nerveux central n'a pas fait exception et son aptitude à être atteint par la vérole n'est plus à démontrer ; mais encore faut-il établir dès à présent une importante distinction, suivant qu'il s'agit de la moelle ou du cerveau. La syphilis cérébrale est assez bien connue aujourd'hui ; il suffit de citer les recherches spéciales de Zambaco, Gros et Lancereaux, Wilks, Keyes, Broadbent, Heubner, Fournier, etc.[1], pour rappeler le chemin parcouru dans cette voie en quelques années. Il n'en est malheureusement pas de même pour la moelle épinière ; non que l'attention des médecins n'ait pas été attirée de ce côté (le volumineux Index bibliographique placé à la

---

[1] O. Heubner. *Ueber Hirnerkrankung der Syphilitischen.* 1870. (*In Archiv der Heilkunde*, p. 272.)

Alfred Fournier. *La Syphilis du cerveau.* 1879.

Pour les auteurs cités dans le cours de ce travail, dont il n'est pas donné d'indication bibliographique spéciale, voyez l'Index placé à la fin.

fin de ce mémoire prouve surabondamment le contraire), mais parce qu'il y a, dans l'étude des affections médul-laires, des obstacles de plusieurs ordres. D'abord ces maladies sont infiniment plus rares que celles de l'encéphale : des 120 observations de paralysies syphilitiques diverses consignées dans la thèse de Ladreit de Lacharrière, il n'y en a que 18 qui se rapportent à la paraplégie. Ensuite, leur expression symptomatique, à moins d'être très accusée, comme dans les formes aiguës, offre rarement des traits aussi saillants que ceux qui caractérisent les lésions cérébrales. Au lieu des troubles oculaires, des diverses paralysies crâniennes, de la céphalée, de l'hémiplégie, de l'épilepsie et des troubles intellectuels, on observe des phénomènes qui n'offrent guère d'épisodes paroxystiques ; dans les cas chroniques, leur évolution, leur longue durée, peuvent les faire longtemps ignorer ; enfin, la plupart de leurs symptômes, affaiblissement des membres, troubles de la sensibilité, paralysie des sphincters, contractures, eschares, considérés isolément, peuvent, dans certains cas, ressortir plus ou moins à des lésions cérébrales. A cette nouvelle cause de confusion j'ajouterai l'intégrité apparente qu'offre souvent la moelle à l'œil nu, alors que le microscope y révèle des désordres considérables.

On a beaucoup écrit en France, et surtout en Angleterre, sur la syphilis médullaire; mais, en dehors de quelques thèses sur les myélites ou les paraplégies syphilitiques, il y a peu de travaux d'ensemble sur la matière : les auteurs qui ont écrit sur la syphilis du système

nerveux accordent la plus large part aux accidents cérébraux, et relèguent la moelle au dernier plan ou même
n'en font pas mention. — L'étude la plus récente sur la
question qui nous occupe est la thèse de Caizergues, sou-
tenue il y a quelques mois à Montpellier ; elle renferme
des recherches bibliographiques considérables, et j'y reviendrai souvent dans le cours de ce travail; mais l'auteur s'est placé à un point de vue tout spécial. « Jusqu'ici, dit-il, aucun essai de systématisation, aucune
tentative de classification des myélites syphilitiques n'avait
été tenté; nous l'essayons aujourd'hui. Nous présentons
un cadre plutôt qu'un tableau. » Grouper les observations
connues de syphilis médullaire autour des formes cliniques de myélites admises aujourd'hui, tel est le but
qu'il s'est proposé ; les autres questions qui s'y rattachent n'auront pour lui qu'une importance secondaire,
et, s'il s'en occupe, ce ne sera qu'incidemment. On voit
que la thèse de Caizergues suppose presque admises *a
priori* les myélites syphilitiques avec leurs symptômes et
leur anatomie pathologique. Elle comble peut-être une
lacune, mais elle nous apprend peu de chose sur les nombreux problèmes que soulève l'histoire des localisations
spinales de la syphilis.

Ce sont ces considérations qui m'ont engagé à entre-
prendre, sur cet intéressant sujet, le travail qui va
suivre, et à publier les faits nouveaux que j'ai pu recueillir, ainsi que les conclusions qui s'en dégagent.
Qu'il me soit permis, en terminant cet avant-propos, de
témoigner ici ma vive reconnaissance à mes maîtres, et

surtout à M. Raymond Tripier, médecin des Hôpitaux, et à M. Pierret, professeur d'anatomie pathologique à la Faculté, pour leurs précieux conseils, qu'ils m'ont donnés avec une bienveillance inépuisable. Merci encore à mes deux excellents amis et collègues d'internat, MM. Bard et Augagneur, dont le dévouement m'a tant facilité la tâche, toujours si ingrate, de la traduction des travaux étrangers.

CHAPITRE PREMIER

ÉTIOLOGIE

Dès le début, s'impose à notre esprit un problème capital : la moelle épinière peut-elle être atteinte par la syphilis ? — Cette question, de prime abord, peut sembler oiseuse ; mais les divergences des auteurs modernes démontrent bien vite la nécessité impérieuse d'une solution. Les raisons qui prouvent l'existence des myélites syphilitiques sont tirées de la nature générale des lésions syphilitiques ; de la fréquence des antécédents spécifiques dans les affections médullaires ; de la valeur toute relative qu'il faut accorder aux périodes établies dans la vérole ; de la connaissance des lésions viscérales de la période secondaire ; de l'existence de certains troubles médullaires dans les phases initiales de la syphilis ; de certaines notions d'embryogénie ; de la physionomie spéciale des symptômes et des altérations morbides que présentent certaines myélites observées chez des syphilitiques ; enfin, de l'influence du traitement spécifique. Au point de vue qui nous occupe, nous devons examiner séparément les myélites chroniques et les myélites aiguës.

Myélite chroniques. Étant donné que la syphilis est avant tout une maladie du tissu conjonctif, et qu'elle produit, à n'en pas douter, l'inflammation scléreuse de certains organes, il était naturel d'admettre, par une induction bien légitime, l'origine spécifique possible de certaines scléroses de la moelle. D'ailleurs, la fréquence des antécédents syphilitiques, chez les malades atteints de ces affections, a frappé les auteurs même les plus réservés. Voici comment s'exprime l'un d'entre eux (1) : « On trouve, parmi ces malades, une proportion considérable de syphilitiques ; à côté des cas où l'affection de la moelle a eu pour point de départ une néoplasie spécifique, il en est d'autres où l'on n'a pu constater à l'autopsie d'autre altération qu'une myélite diffuse plus ou moins étendue (fait d'Homolle); faut-il considérer alors cette phlegmasie comme spécifique ? La question ne peut être résolue que par de nouvelles observations; mais nous pouvons dès aujourd'hui poser en fait que les myélites chroniques sont fréquentes chez les syphilitiques, même en l'absence de tumeurs spinales. » L'accord est complet à cet égard, et je n'insiste pas.

Myélites aiguës. Ici surgissent les dissidences. En 1859, on observa à Paris deux cas simultanés, l'un au Midi chez Ricord, l'autre chez Trousseau. C'étaient deux jeunes gens, en pleine période secondaire, qui eurent une paraplégie rapidement progressive et fatale. A l'autopsie, on trouva une inflammation générale et avancée et du ramollissement de la moelle. Trousseau était dis-

---

1 Hallopeau, *Dict. de médec. et de chirurgie pratiques*, vol. XXII, p. 260. 1876.

posé à considérer la syphilis comme la cause de cette phlegmasie ; mais Ricord, avec sa prudence habituelle, refusa de prononcer le mot de myélite syphilitique, bien que ce ne fût pas le premier cas de ce genre qu'il eût vu dans ses salles. (*Voy. Broadbent.*) Depuis cette époque, l'idée que la syphilis peut produire des myélites aiguës n'a guère fait son chemin que chez les spécialistes, et les objections qu'on leur a adressées sont nombreuses : N'ont-ils pas, en raison même de la nature de leurs recherches, une tendance instinctive à regarder comme syphilitiques une foule de lésions variées, qui, bien souvent, n'ont rien de spécifique ? N'ont-ils pas vu, dans ces cas, une relation de cause à effet, alors qu'il s'agissait d'une simple coïncidence ? Et sur quels symptômes particuliers, sur quelles lésions spéciales se fondent-ils pour affirmer la nature syphilitique de l'affection ? Est-il démontré que la vérole peut atteindre primitivement les éléments nerveux, et produire le ramollissement comme elle produit la sclérose ? Et puis, ces myélites aiguës éclatent le plus souvent de bonne heure, en même temps que les éruptions cutanées et muqueuses, quelquefois même très peu de temps après l'apparition du chancre Or, comme l'a si bien dit Mauriac, si on s'en tenait à ce qui a été écrit et enseigné jusqu'à présent sur l'évolution de la syphilis, il semblerait étrange et même impossible qu'une détermination de cette maladie constitutionnelle se fixât sur les viscères à une phase aussi voisine de l'accident primitif. « Ces mots de syphilis viscérale ne semblent-ils pas, en effet, évoquer tout un long passé pathologique, un enchaînement ininterrompu et fatal d'accidents qui se succèdent en allant de la périphérie au centre, des couches superficielles vers les parties les plus cachées et les plus profondes de l'organisme, où ils trouvent enfin les viscères qui leur avaient échappé? » Déjà, l'année précédente (1874), Mauriac s'était élevé contre cette façon de comprendre la syphilis, et avait décrit des formes précoces de la syphilis osseuse.

Si le groupement des accidents syphilitiques en trois ou quatre périodes a son utilité au point de vue de l'étude méthodique de cette affection et de ses indications thérapeutiques, en revanche personne n'ignore que ces diverses époques indiquent moins la période d'apparition de tels ou tels accidents, que la profondeur de la lésion, et qu'elles peuvent empiéter l'une sur l'autre. Personne n'a jamais eu l'idée de contester la nature syphilitique d'un ecthyma ou d'une éruption pustulo-crustacée, sous le prétexte qu'elle était apparue quelques semaines seulement après le chancre et la roséole ; de même, bien que les plaques muqueuses soient l'apanage le moins contesté de la période secondaire, on n'a jamais rayé du cadre de la syphilis celles qu'on voit survenir assez souvent en même temps que des accidents tertiaires. Nos classifications, quoi qu'on fasse, sont toujours artificielles, et il y aurait folie à vouloir soumettre à leurs mesquines exigences les processus de la nature. — Du reste, la possibilité des lésions viscérales de la période secondaire a été admise sans trop d'opposition pour certains organes, le foie, le testicule, la rate et le *cerveau*. On a signalé la congestion du foie et l'ictère syphilitique précoces ; M. Dron nous a décrit, de main de maître, l'épididymite secondaire ; et M. Besnier, dans son excellent article du Dictionnaire encyclopédique, affirme qu'il a constaté chez l'homme, dans la période initiale de la syphilis, une augmentation de volume de la rate, indice d'un état congestif non douteux de cet organe. Quant au cerveau, les paralysies centrales de la période secondaire ne sont guère contestées aujourd'hui. Kuh (dans *Prager med. Wochenschrift*, 23, 1864) a eu la bonne fortune, en pratiquant l'autopsie d'un cas semblable, de trouver des altérations assez nettement spécifiques pour laisser peu de doutes sur la nature de l'affection : c'était une infiltration des méninges de la convexité par un exsudat jaune, que l'on retrouva encore sous forme de petites masses dans l'épaisseur de la substance des hémisphères. « Si je m'en rapporte, dit Lancereaux, à quelques faits observés par moi depuis ces dernières années, les affections secondaires des centres nerveux se traduisent par des symptômes peu différents de ceux des phlegmasies subaiguës de ces centres. »

Pourquoi donc refuserait-on systématiquement à la moelle ce qu'on accorde à d'autres viscères et à une bonne partie du système nerveux ? Et d'ailleurs, si l'on nie les inflammations précoces de la moelle, il est cependant toute une série d'accidents médullaires hâtifs, dont on ne saurait récuser l'existence et le caractère spécifique. Je veux parler de ces troubles symptomatiques plus ou moins vagues, diffus, presque toujours fugaces, qui traduisent, sous des formes variées et multiples, la perturbation générale que fait subir à l'économie l'empoisonnement par le virus syphilitique. Zambaco les réunit sous le nom de *névropathie diathésique*, et Fournier leur a consacré des pages pleines d'intérêt dans la *Gazette hebdomadaire* de 1872. Je reviendrai plus tard sur les contro-

verses que soulèvent les lésions probables dont ils dérivent ; mais, ce que je tenais à constater ici, c'est que plusieurs d'entre eux accusent un trouble fonctionnel de la
moelle épinière.

Enfin, si nous plaçons la discussion sur un autre ter-
rain, si nous faisons appel à l'embryogénie, nous verrons
entre la moelle et les téguments les analogies les plus
étroites, et nous comprendrons mieux désormais les
relations pathologiques qui doivent les unir. Je ne saurais mieux faire que de citer ici M. Renaut, dont l'important article sur le système nerveux [1] est remarquable
à tant d'égards, mais surtout par la clarté du style, qua-
lité rare et si précieuse quand on parle histologie : « Exa-
minons ce qui se passe dans l'embryon du poulet vers la
vingt-quatrième heure de l'incubation. A ce moment le
feuillet externe ou corné du blastoderme, c'est-à-dire
celui qui plus tard fournira la peau et ses dépendances,
devient le siège d'une dépression linéaire, dont l'axe se
confond avec celui de l'embryon. Cette gouttière ne tarde
pas à se fermer et à donner naissance à un tube qui s'étend
tout le long de l'embryon, en le divisant en deux parties
symétriques. Ce tube est le *névraxe primitif ;* au-dessous de lui, dans l'épaisseur du feuillet moyen, paraît
une tige, longitudinale comme lui, parallèle à sa direction
et destinée à le soutenir : c'est la *corde dorsale...* Ains[i]
le tube central de la moelle épinière, qui va devenir l'origine du centre nerveux le plus important, n'est autre
chose qu'une différenciation du feuillet externe du blastoderme, c'est-à-dire du tégument futur de l'animal. Outre

----

[1] J. Renaut. *Dict. encyclop.*, 2ᵉ série, t. XII. Décembre 1878.

l'intérêt qu'offre une pareille notion au point de vue de la morphologie générale, nous voyons plus clairement ainsi les rapports nombreux et divers qui relient entre elles les deux portions extrêmes du système nerveux considéré dans son ensemble. Nous concevons mieux les étroites connexions des centres nerveux et des téguments ; enfin, l'analogie d'origine entre le revêtement épithélial de la peau et la portion centrale du système nerveux nous fait comprendre l'influence exercée par ce dernier sur nombre de lésions cutanées, et la raison d'être des tumeurs très analogues qui se produisent souvent dans le tégument et dans l'épaisseur des centres nerveux.» On me pardonnera la longueur de cette citation en faveur de l'intérêt qu'offre le sujet et de l'importance des considérations que l'auteur en a lui-même déduites.

D'ailleurs, quelles que soient les théories ou les préventions, elles doivent s'incliner devant les faits ; or, il existe aujourd'hui un nombre déjà grand d'observations d'accidents médullaires à marche aiguë, ayant éclaté très peu de temps après le chancre, concurremment avec des accidents secondaires, et dont la guérison est survenue souvent avec une étonnante rapidité, sous l'influence d'un traitement spécifique. Enfin, dans les chapitres suivants, j'espère démontrer que si les symptômes de ces affections et leurs lésions anatomiques, considérés chacun à part, n'ont rien de particulier, leur groupement, leur association, offrent presque toujours un cachet spécial, une physionomie *sui generis* qui, bien souvent, peut mettre sur la voie du diagnostic, en dehors même des anamnestiques.

Les myélites syphilitiques une fois admises, je serai le

premier à mettre le lecteur en garde contre les exagéra
tions inévitables en pareil cas. On a relaté bien des troubles moteurs et sensitifs, plus ou moins vagues, plus ou
moins mal définis, qui relevaient peut-être de la syphilis, mais qui n'avaient probablement rien de médullaire.
D'autre part la syphilis n'accorde aucune immunité pour
les autres affections, et les médecins ont dû, dans bien
des cas, s'en laisser imposer par de simples coïncidences.
Bien plus, les auteurs inclinent volontiers à admettre
aujourd'hui que la diathèse syphilitique, comme toutes
les cachexies, crée chez ceux qu'elle atteint une prédisposition particulière à contracter certaines maladies. Je
citais tout à l'heure, d'après Hallopeau, la fréquence
considérable des antécédents syphilitiques dans les cas de
myélite; il est pourtant hors de doute que beaucoup de
ces affections médullaires n'ont rien de la syphilis proprement dite, et constituent, non des myélites syphilitiques, mais des myélites *chez les syphilitiques*, ce qui est
certes bien différent. Je pourrais appliquer les mêmes
remarques à la phtisie pulmonaire observée dans les
mêmes conditions. Aussi m'attacherai-je avec soin à faire
ressortir, chemin faisant, les particularités symptomati -
ques et nécroscopiques qui peuvent jeter quelque lumière
sur ce point encore si obscur de la pathologie.

Abordons maintenant l'étiologie proprement dite des
myélites syphilitiques. Comme pour les myélites non
spécifiques, elle se réduit à bien peu de chose. Une statistique de Waldemar a confirmé par des chiffres ce qu'on
savait déjà, c'est-à-dire que les troubles médullaires sont
plus souvent des accidents de transition et surtout tertiaires, que des accidents précoces.

En effet, sur 88 malades :

8 avaient encore des accidents secondaires,
10 n'en avaient plus depuis quelques mois,
22   —   depuis au moins deux ans,
48 avaient eu successivement des accidents secondaires et tertiaires.

Dans les 12 observations personnelles (sans autopsie) rapportées par Caizergues, il y avait toujours eu des accidents secondaires ; mais il n'a noté qu'une seule fois la présence de lésions tertiaires. Quant aux myélites précoces, le temps écoulé entre leur apparition et celle de l'accident primitif est assez variable. On cite un cas de M. Rodet (très discutable d'ailleurs au point de vue de l'origine médullaire de la lésion), où il y aurait eu de l'atrophie musculaire avec un chancre récent ; Mauriac a vu la ocalisation spinale se faire trois mois, Heubner et Keyes six mois après l'infection ; mais ces faits constituent de véritables exceptions, et l'intervalle le plus ordinaire est d'environ un ou deux ans.

Parmi les conditions qui favorisent l'éclosion des accidents médullaires chez les syphilitiques, il en est trois qui méritent de fixer l'attention.

D'abord, au dire de quelques auteurs, les formes de la syphilis exerceraient une certaine influence sur la production de ces troubles ; ainsi Broadbent soutient que les accidents secondaires bénins et fugaces, les éruptions légères et peu fréquentes précéderaient plus volontiers les lésions spinales. Mais l'opinion contraire a rencontré beaucoup plus d'adhérents, et il semble absolument certain aujourd'hui que les accidents nerveux éclatent presque toujours dans le cours d'une syphilis dont les premiers accidents ont été très intenses.

En second lieu, je dois signaler le rôle qu'on a voulu faire jouer au traitement antérieur. Waldemar croit que si le traitement de la diathèse a été entrepris tardivement, ou si les spécifiques ont été administrés à doses insignifiantes ou exagérées, l'affection prend une tendance plus marquée à atteindre les viscères et le système nerveux. Le docteur Jullien est allé plus loin : il a réuni 237 cas de syphilis, qui se répartissent de la façon suivante, et semblent mettre directement en cause le mercure :

59 n'avaient suivi aucun traitement, ils n'ont eu aucun accident nerveux ;

47 avaient pris du mercure dès le début, 7 ont eu des accidents cérébro-spinaux ;

111 n'avaient pris du mercure que dans le cours des accidents secondaires, 11 ont eu des lésions des centres nerveux.

En revanche, la statistique de Waldemar semble conduire à des conclusions opposées ; car, sur 89 cas de lésions spécifiques nerveuses, s'il y en a 48 qui avaient pris du mercure, il n'en est pas moins vrai que 25 d'entre eux n'avaient subi aucun traitement. D'ailleurs, l'absence de médication ne prouverait-elle pas plutôt, chez ces malades, que leur syphilis était, dès le début, trop bénigne, trop légère pour les engager à combattre ses manifestations ? Alors quoi d'étonnant s'ils n'ont pas eu d'accidents nerveux ? Aussi est-on en droit de penser qu'il faudrait des faits plus nombreux et des statistiques bien plus détaillées pour résoudre ce problème.

Enfin l'influence du froid semble être un fait acquis. C'est du Danemark, de l'Irlande et de l'Angleterre que nous viennent les travaux les plus importants sur la matière ; et les chiffres imposants sur lesquels sont fondées ces recherches, démontrent jusqu'à l'évidence la plus grande fréquence des myélites dans ces pays.

Non content de signaler ces grands traits, Caizergues se complaît ensuite dans les détails de toute cette étiologie banale qu'on place à la tête d'une foule d'affections, et à laquelle les myélites n'ont pas échappé. Sous le nom de causes localisatrices, il cite « une foule de conditions antihygiéniques », le séjour des villes, le traumatisme de la colonne, une prédisposition héréditaire, etc., etc. Cette longue énumération, empruntée à l'étiologie des affections médullaires en général, me semble au moins futile dès qu'on l'applique aux myélites syphilitiques ; ces dernières sont, en effet, d'une rareté incontestable, et le nombre des observations authentiques que l'on possède aujourd'hui, où l'on a cherché à déterminer les conditions étiologiques, égalerait peut-être à peine le nombre des causes que l'on évoque si volontiers. Il est cependant une prédisposition singulière que je ne puis passer sous silence. Tous les auteurs qui se sont occupés de la question ont été frappés de la rareté absolue des myélites syphilitiques chez les sujets féminins. Caizergues a cru bon de donner une explication que je reproduis sans commentaires : « En général, dit-il, la femme s'expose moins à la syphilis et aux causes qui la localisent. » Je me bornerai à constater le fait en faisant remarquer, toutefois, que les deux cas qui me sont personnels ont été observés chez des femmes.

Pour résumer en quelques mots ce chapitre, dont l'étendue est bien justifiée par l'importance capitale de la question, je dirai donc que la moelle épinière peut être atteinte par la vérole au même titre que l'encéphale et les autres viscères ; cependant les lésions médullaires sont de beaucoup les plus rares parmi les autres manifestations de la syphilis nerveuse ; et elles peuvent apparaître à une époque quelconque de la maladie, mais plutôt à la période tertiaire et plus souvent peut-être après des accidents secondaires graves.

D'une façon générale, les femmes jouissent d'une certaine immunité, et les causes qui favorisent ces localisations spinales sont encore très mal connues.

CHAPITRE II

ANATOMIE PATHOLOGIQUE

Ce point est de beaucoup le plus obscur dans les myélites syphilitiques, et on pouvait le prévoir aisément : les
occasions de pratiquer l'examen *post mortem* de a moelle
affectée ne sont pas très fréquentes ; en outre, dans bien
des cas, les autopsies laissent malheureusement beaucoup
à désirer : on s'est contenté, en mainte occasion, d'un
examen superficiel, à l'œil nu ; et la relation de l'autopsie comporte à peine quelques lignes, d'une regrettable
concision. D'autre part, il faut bien le dire, les altérations
pathologiques des centres nerveux, celles de la moelle en
particulier, sont bien souvent d'une étude délicate et d'une
appréciation difficile, qui réclame le concours d'un ob-
servateur habile et versé dans la matière.

Toutes ces conditions réunies expliquent suffisamment
les divergences qui se sont produites entre les auteurs, et
les conclusions prématurées ou erronées qu'ils ont été
conduits à tirer d'examens imparfaits. De prime abord, il
semble qu'on pourrait parfois emprunter le secours de
l'induction, et conclure de l'observation de certains
symptômes à l'existence de certaines lésions. Quelques

auteurs ont employé ce procédé ; Caizergues l'a appliqué
largement à sa tentative de classification des myélites syphilitiques. Or, dans le cas particulier, on ne saurait s'é-
lever avec trop de force contre une pareille méthode. La
physiologie pathologique des lésions médullaires ne date
que d'hier, et, malgré des travaux considérables qui se-
ront la gloire de l'école française, avec Charcot, Vulpian
et leurs élèves, il reste encore à débrouiller bien des faits
obscurs et bien des points inconnus. Si le clinicien peut
sans inconvénient s'exercer au diagnostic en s'efforçant
de rattacher les troubles fonctionnels qu'il observe aux
lésions probables qui les produisent, en revanche il appartient à l'écrivain dogmatique de n'accepter que des
faits acquis ; ce sont des choses démontrées et non des
hypothèses qui doivent présider à ses raisonnem nts. Or
lorsqu'il s'agit de fixer les esprits (autant que faire se
peut avec les données actuelles) sur un sujet aussi épi-
neux que celui qui nous occupe, on serait mal fondé à
décrire l'anatomie pathologique d'une affection d'après la
seule inspection de ses symptômes, alors que cette anatomie pathologique est encore à créer. Telle est cependant la tendance malheureuse de quelques auteurs ; elle
n'a pas peu contribué à augmenter la confusion en ap-
portant dans le débat une foule d'éléments étrangers.
Aussi, dans cette étude, aurai-je soin d'éliminer systématiquement toutes les observations qui n'auront pas été
complétées par l'examen de la moelle. Cette méthode limi-
tera beaucoup les matériaux que j'aurais pu mettre à profit, mais elle évitera les discussions oiseuses, et conduira
à des résultats plus positifs.

Avant d'aborder la description minutieuse des lésions

spinales d'origine syphilitique, je crois qu'il n'est pas hors de propos de jeter une vue d'ensemble sur la question. Ces considérations générales, tout en nous obligeant à un rapide historique, nous permettront de discuter quelques points importants, et serviront d'introduction toute naturelle à l'étude plus détaillée des altérations médullaires.

Il fut un temps où l'on n'admettait guère que deux ordres de faits pour expliquer les accident syphilitiques de la moelle : à la période tertiaire, ils étaient dus à l'irritation et à la compression de cet organe par une exostose; dans la période secondaire, ils constituaient de simples troubles dynamiques, de véritables paraplégies fonctionnelles, sans lésion de tissu.

Exostoses. — La théorie des exostoses de la colonne vertébrale était plus vraisemblable et avait rallié bon nombre de savants. Déjà, en 1842, Récamier, publiant un cas de paraplégie guérie par les pilules de Dupuytren, signale que, malgré la présence de douleurs lombaires, on n'a pas pu constater la déformation de la colonne vertébrale (Bedel, thèse de Strasbourg, 1851). Dix ans plus tard, Sandras, dans ses leçons *(Gaz. des Hóp.*, 7 juillet 1852) insiste sur la paraplégie par exostose du canal vertébral ; il conseille même d'intervenir de bonne heure par un traitement énergique, avant que la lésion soit trop avancée, car une fois, à l'autopsie, il trouva une exostose avec ramollissement de la moelle. Quelques mois après, se fondant sur un cas de paralysie tardive guérie par l'iodure de potassium, Vidal de Cassis diagnostique *ipso facto* une exostose rachidienne. En 1861, Ladreit de Lacharrière dit encore formellement que « les lésions que l'on

constate sont le plus souvent des altérations osseuses. »
Mais l'année suivante, dans son remarquable mémoire,
Zambaco fait justice de ces exagérations. — Certes, on ne
saurait révoquer en doute les exostoses vertébrales, car
on possède quelques observations où la saillie osseuse, en
raison de son siège, était appréciable à l'extérieur et dis-
parut avec un traitement approprié : tels sont les malades
dont Minich et Piorry ont raconté l'histoire. Mais, en dehors
de ces cas rares, on en est réduit aux hypothèses ; et encore
ne sont-elles guère admissibles lorsqu'il s'agit d'accidents
survenus dans la période secondaire. — Il en est à peu
près de même pour les autres altérations prétendues spécifiques des vertèbres; elles ne sont pas invraisemblables,
mais en somme elles ont peu attiré l'attention des obser-
vateurs; elles ont été fort mal étudiées et nous ne connaissons guère à ce propos que les quelques faits de Dupuytren,
Montfalcon et Leprestre, qui ont été consignés dans l'ouvrage de MM. Gros et Lancereaux, sous le titre de carie
syphilitique. D'ailleurs, ces lésions ne sont que la repro-
duction sur les vertèbres de ce qu'on voit sur d'autres
os, et, par cela même, ne nous offrent qu'un médiocre
intérêt. J'arrive donc à la seconde hypothèse énoncée
plus haut, celle des paraplégies fonctionnelles.

Paraplégies fonctionnelles. — Il est vraiment curieux
de voir avec quelle facilité les auteurs les ont admises :
« Dans un certain nombre de cas, dit Lacharrière, les
lésions échappent à nos recherches, ou bien elles sont si
peu marquées qu'il est impossible de ne pas admettre une
influence directe de la syphilis sur la moelle épinière *(loc.
cit.)*» Vialle, dans sa thèse sur les paraplégies syphilitiques (1875), en rapporte quelques cas sous ce titre :

Dyscrasie syphilitique sans lésions appréciables; et Caizergues, à propos des paralysies ascendantes aiguës, écrit
ces lignes : « Leurs lésions sont souvent peu prononcées;
parfois même ces maladies deviennent si rapidement
mortelles que leurs altérations n'ont pas le temps de se
développer. » Zambaco est même allé plus loin ; d'après
lui, « l'ouverture des cadavres ayant prouvé d'une manière incontestable que la paraplégie syphilitique à son
summum d'intensité peut exister *sans lésions appréciables*, il s'est demandé si ce n'était pas là le cas le plus
ordinaire. »

Certes, il ne m'appartient pas d'examiner le bien fondé
de ces troubles *médullaires* pouvant tuer le malade sans
offrir de traces à l'autopsie ; à la rigueur, il ne répugne
pas plus à l'esprit de les admettre que d'admettre les
diverses névroses et certains empoisonnements. Toutefois
il me semble qu'on doit restreindre énormément les
limites de ce groupe ; et voici les raisons qui m'engagent
à réagir contre les idées précédentes. D'abord il n'est pas
douteux que cette interprétation n'ait été souvent avancée
d'après des vues hypothétiques. Lorsqu'on a vu la paraplégie apparaître avant la période tertiaire, à une époque
où l'on ne pouvait songer à l'existence d'une altération
du squelette ; lorsqu'en outre l'examen attentif de ces
malades a démontré qu'ils ne présentaient en effet aucune lésion appréciable du système osseux, on a cru
pouvoir rapporter la paralysie à l'action directe de la
dyscrasie syphilitique, et l'on y a vu un trouble fonctionnel comparable aux névralgies si fréquentes de la période
secondaire (Jaccoud, *les Paraplégies*). Ensuite, si nous
entrons dans le détail des autopsies dites négatives, que

tous les auteurs rapportent à l'envi, nous n'en trouvons *pas une* qui puisse être sérieusement invoquée en faveur des paraplégies sans lésions. J'en ai trouvé *six* dans les divers recueils : trois de Gjör (Norsk Magazin, 1857), une de Ricord (1842), une de M. Rodet, encore s'agit il d'une hémiplégie (in *Gaz. méd. de Lyon*, 1858), et une de Dejérine et Goetz en 1876. Or, celles de Gjör n'ont pas une importance absolue. L'auteur, dit Jaccoud *(loc. cit.)* les rapporte non pas pour prouver l'existence de paralysies syphilitiques sans lésions, mais pour démontrer l'existence de ces paralysies sans exostose vertébrale ou crânienne, ce qui est certes bien différent, et il se contente de faire remarquer que, vu l'absence d'exostose, il faut rapporter les paralysies à quelque modification spéciale dans les centres nerveux. —D'ailleurs, ni Gjör, ni Ricord, ni M. Rodet n'ont soumis les pièces à l'examen microscopique, et cependant personne n'ignore combien l'examen à l'œil nu est insuffisant dans ces cas-là. —Pour peu que la congestion initiale ait été passagère ; pour peu que la prolifération de la névroglie ait été trop légère ou soit trop récente pour produire des changements grossiers dans le volume et la consistance du cordon médullaire, la lésion échappe à l'œil nu, et l'on taxe, bien à tort, de paraplégie fonctionnelle ou sans lésion une paraplégie résultant de désordres organiques profonds. Aussi devons-nous considérer ces cinq observations comme nulles et non avenues. — L'autopsie de Dejérine et Goetz échappe à cette objection, car les pièces ont été soumises au microscope ; mais elle comporte, elle aussi, une lacune considérable, qui en atténue singulièrement la valeur. Il s'agit d'un syphilitique qui est mort en quelques jours avec

une paralysie complète des quatre membres, de l'incontinence d'urine, de l'angoisse et de la cyanose. Caizergues,
qui rapporte cette observation comme absolument probante, convient lui-même que cet homme a succombé à des
phénomènes bulbaires.

Or, on n'a examiné *ni le bulbe ni les racines antérieures*, sauf une seule, et elle a précisément montré l'atrophie de quelques tubes nerveux. Or, rien ne prouve que
Dejérine ne s'est pas trouvé en face d'un de ces cas de
névrite disséminée, sur laquelle mon excellent collègue
et ami le docteur Gros vient de publier une étude si remarquable [1]. D'ailleurs, ce dernier n'hésite pas à la ranger
à côté des observations analogues de Landry, Chalvet,
etc., qui lui ont servi à esquisser à grands traits la physionomie générale de cette affection si mal connue jusqu'a-
lors. — Quoi qu'il en soit, il me semble que, jusqu'à plus
ample informé, la paraplégie syphilitique *directe, sans
lésions*, ne repose sur aucune preuve exacte, et ne peut
être admise.

Nous voici donc amenés, par une élimination progressive, à étudier seulement les lésions des parties molles
contenues dans le canal rachidien, c'est-à-dire des méninges et de la moelle elle-même. Mais auparavant disons
quelques mots, pour n'y plus revenir, des lésions auxquelles
correspondent ces troubles fugitifs et précoces que Zambaco a si heureusement qualifiés du nom de *névropathie
diathésique*. Il n'est pas aisé, dit Mauriac, d'apprécier la
nature de ces lésions, qui échappent presque toujours à

---

[1] J. Gros. Contribution à l'histoire des névrites. — Névrite disséminée.
Thèse de Lyon. Paris, Baillière, 1879.

une exploration directe et physique. On n'a pour bases de jugement qu'un complexus phénoménal assez difficile à débrouiller, et dont l'interprétation est, à bien des points de vue, souvent embarrassante. Frappés de certaines analogies, Hutchinson d'abord, et Broadbent après lui, ont comparé la syphilis aux fièvres éruptives. Pour ces auteurs, la période secondaire représente la fièvre ; la période tertiaire ne serait qu'une conséquence de la précédente, au même titre qu'on voit le mal de Bright succéder à la scarlatine, et les affections scrofuleuses à la rougeole. Broadbent ajoute même que, quelles que soient l es idées qu'on ait sur les accidents tertiaires, cette analogie lui semble hors de doute : « Il y a en commun une période d'incubation et un état fébrile qui suit un cours plus ou moins défini. Cet état fébrile s'accompagne de lésions cutanées symétriques et de lésions disséminées des organes internes. Le poison se reproduit dans l'économie et l'individu devient une source de contagion. Finalement une première attaque confère l'immunité. » Ce parallèle donne assez à entendre que les symptômes médullaires dont nous nous occupons en ce moment (crampes, fourmillements, parésie des membres inférieurs, douleurs dorsales et en ceinture, etc.) résultent des mêmes lésions que les symptômes analogues de la variole, par exemple, et se rattachent plus à un trouble humoral qu'à une altération des solides. On a invoqué beaucoup d'arguments pour en expliquer la nature. Ainsi on a mis en avant la chloro-anémie produite par le virus syphilitique, ou même par le mercure, et que Grassi a prouvée sans réplique en montrant dans le sang des syphilitiques une diminution notable des globules rouges. Mais les sceptiques ont répondu que l'anémie ne survenait guère qu'à une période avancée de la diathèse, et qu'il était au moins singulier de voir cet appauvrissement du sang guéri par le mercure, alors qu'on accuse ce métal d'en être lui-même la cause. D'ailleurs il a paru, en 1874, des recherches tendant à prouver que le mercure augmente la proportion des globules sanguins [1]. D'autres y ont vu l'effet d'une congestion du rachis et de la moelle. Enfin on a signalé simplement la dyscrasie, c'est-à-dire l'influence nocive que doit exercer sur le fonctionnement des éléments nerveux le sang altéré dans son intimité par l'empoisonnement syphilitique. — Ce sont là autant d'explications plausibles des symptômes en question ; malheureusement elles n'ont pas reçu la consécration de l'examen direct, et le fait est que nous ne savons absolument rien de précis à cet égard. — Je ne m'y arrêterai pas autrement, et j'arrive enfin à ces troubles plus profonds et plus sérieux qui correspondent à des lésions matérielles appréciables et qui constituent plus spécialement ce qu'on appelle les myélites syphilitiques.

Parallèle entre la syphilis médullaire et la syphilis cérébrale. — En lisant les travaux qui ont été publiés sur la matière, une chose m'a toujours frappé, c'est que les auteurs semblent regarder la moelle comme un organe à part, sans analogue dans l'économie ; aussi cette idée préconçue les a-t-elle empêchés de s'orienter dans leurs recherches en mettant à profit les connaissances qu'ils

---

[1] Wilbouchewitch (de Moscou). *De l'infl. des préparat. mercur. sur la richesse du sang en globules rouges et en globules blancs.* (Travail du laborat. d'histol. au Collège de France, sous la direction de Ranvier et Mlassez.) *In arch. de physiol.* 1874, p. 509.

avaient acquises sur les altérations spécifiques d'autres organes. Et cependant, si l'anatomie descriptive enseigne que la moelle se termine à l'articulation axoïdo-atloïdienne, l'anatomie générale (dans la plus large acception du mot) et la physiologie ne démontrent-elles pas jusqu'à l'évidence qu'elle doit comprendre encore le bulbe, la protubérance et les noyaux gris qui environnent le troisième ventricule? L'encéphale dans son ensemble, avec ses substances blanche et grise, ses méninges et son identité d'origine, n'offre-t-il pas avec la moelle les liens les plus étroits, les ressemblances les plus intimes? Est-il déraisonnable de supposer que, dans ses déterminations sur l'une ou sur l'autre de ces deux parties d'un même système, la syphilis doit produire des lésions à peu près identiques? Sans doute, en raison même des différences qui existent dans leurs fonctions multiples, dans leur aptitude diverse à être atteints par la maladie, et surtout dans leur distribution vasculaire, il doit se produire aussi quelques nuances dans les processus à l'aide desquels la syphilis se localise chez chacun d'eux considéré isolément. Mais, d'une façon générale, les lésions cérébrales syphilitiques sont mieux connues que les mêmes lésions de la moelle épinière ; leur étude doit donc mettre sur la voie de ces dernières ; et, dussions-nous ne pas arriver à des résultats absolument identiques, elles faciliteront néanmoins nos recherches en leur imprimant une direction méthodique et nous donnant des points de repère. — Jetons un coup d'œil rapide sur ces lésions cérébrales.

Celles de la période secondaire sont encore entourées de la plus profonde obscurité, et les quelques lignes que Lancereaux leur consacrait en 1874 n'ont pas cessé d'être vraies aujourd'hui : « Dès que les affections des nerfs, comme celles de la peau, diffèrent suivant l'âge de la syphilis, il y a lieu de croire que les affections des autres centres cérébro-spinaux ne se comportent pas autrement, et que les manifestations fibreuses, osseuses et viscérales de la syphilis sont soumises à une loi commune; mais jusqu'ici nous connaissons peu les altérations secondaires de la syphilis » (Lancereaux, *Traité de la syphilis*, 2ᵉ éd.) Nous ne pourrons donc mettre à profit, pour notre étude comparée, que les lésions de la période tertiaire. « Au total, a dit Fournier, toute la syphilis tertiaire se com-- pose de ceci : des hyperplasies cellulaires originelles, les- quelles aboutissent plus tard soit à des scléroses soit à des gommes. Or, ce qu'est la syphilis ailleurs et partout, elle l'est aussi dans le cerveau. » On trouve en effet les lésions suivantes. Les méninges, la substance cérébrale et les vaisseaux peuvent être atteints. Sur les enveloppes on trouve des méningites scléreuses et des méningites gommeuses, diffuses ou circonscrites, et le plus souvent associées les unes aux autres. Il est habituel de voir les trois méninges affectées simultanément, de compagnie ; il en résulte la symphyse méningée et la symphyse méningo- cérébrale, et la fréquence de ces états chez les syphiliti- ques leur donne une importance considérable. — Le cerveau lui-même peut offrir aussi au niveau de ses enve- loppes la dégénérescence scléreuse ou gommeuse ; mais, dans ce cas, ce sont le plus souvent les lésions méningées qui retentissent sur lui par les troubles qu'elles provo- quent dans sa circulation ; il suffit, pour comprendre ces ramollissements consécutifs, de se rappeler que la pie- mère tamise en quelque sorte la circulation cérébrale, et que, d'après Duret, les artérioles de la substance grise ne mesurent que de 1 à 3 centièmes de millimètre. En dehors de ces altérations secondaires, on a signalé des plaques de sclérose disséminées et des gommes. Mais celles-ci, loin d'être communes, sont beaucoup plus rares qu'on ne le croit généralement, eu égard surtout aux autres processus syphilitiques que l'on rencontre dans l'encéphale. — Quant aux vaisseaux, en dehors des altérations vulgaires qu'ils peuvent subir par le fait des produits morbides avoisinants et qui aboutissent à leur oblitération par compression ou par thrombose, ils offrent aussi des lésions primitives qui ont été bien étudiées ces dernières années [1]. Déjà on avait fait cette remarque intéressante que les infiltrats scléreux ou gommeux de la syphilis cérébrale suivent volontiers le même trajet que les artères, « s'irradient et progressent de la sorte en suivant les vaisseaux, en les prenant pour support, en s'y attachant à la façon du lierre autour d'un tronc d'arbre. (A. Fournier.) » Mais depuis, on a découvert dans ces vaisseaux des altérations spéciales, consistant en proliférations cellulaires interstitielles qui finissent par aboutir à la dégénérescence scléreuse ou gommeuse. Ces lésions, d'ailleurs, peuvent prédominer indifféremment dans l'une quelconque des tuniques vasculaires ; « elles sont nécessairement le point de départ d'*ischémie* et de *ramollissement* dans le département cérébral qu'elles affectent ; de là des pertes de connaissance, des ictus con-

---

[1] O. Heubner. *Loc. cit.* — Rabot. *Lésions syph. des art. cérébrales.* Thèse de Paris, 1875.

gestifs, l'apoplexie, l'hémiplégie, l'aphasie, des troubles cérébraux divers, etc. »

Appliquons ces données à la moelle épinière. Nous commencerons par les méninges.

Lésions des méninges. — S'il est un fait acquis dans l'histoire des localisations spinales de la syphilis, c'est assurément la participation fréquente des méninges au processus-morbide, soit que ce processus ne frappe qu'elles seules, soit que leurs altérations coïncident avec celles du cordon nerveux. Cette ressemblance déjà si frappante avec ce qu'on observe dans la syphilis cérébrale, est complétée encore par l'analogie des lésions : en effet, ce sont des congestions et des hyperplasies aboutissant à l'exsudation scléreuse ou gommeuse, et envahissant rarement une seule enveloppe ; aussi les adhérences des méninges entre elles ou avec la moelle ont-elles été observées dans plusieurs cas. — En 1842, à propos des accidents médullaires de la période secondaire, ne pouvant trouver aucune autopsie qui lui révélât la nature des lésions correspondantes, Knorre avait supposé que les méninges spinales doivent offrir des exsudats très fins, analogues aux plaques laiteuses du feuillet viscéral du péricarde ; dès qu'ils ont atteint un certain volume, ils déterminent l'apparition de troubles fonctionnels ; ils pourraient même devenir l'origine de tumeurs gommeuses. Pour justifier en partie cette hypothèse, Knorre invoquait l'analogie que l'on remarque entre les tubercules miliaires des méninges et certains exsudats si rapides de l'iritis. Mais laissons les théories pour arriver aux faits. Voici la relation des autopsies qui ont trait à la question :

H. Mollière. Myélite aiguë chez un tertiaire. On observe de

l'hypérémie manifeste des méninges et de la moelle dans toute son épaisseur. Des deux côtés, mais surtout à gauche, serpentent de gros vaisseaux plus ou moins variqueux.

Homolle. Voir plus loin, *in extenso*, son intéressante autopsie, avec examen histologique. C'est le microscope qui a révélé la lésion méningée.

Winge. Paraplégie subaiguë chez un tertiaire : dure-mère soudée à l'arachnoïde par une fausse membrane, qui est dans sa moitié inférieure aussi épaisse que la dure-mère. Méningo-myélite concomitante.

Zambaco. Obs. 34. Malade de Rostan. Paraplégie, sciatique, nombreuses tumeurs syphilitiques, cachexie; mort malgré la médication spécifique. Autopsie : dans le canal vertébral, autour de la moitié inférieure de la région dorsale de la moelle et dans toute l'étendue de la région lombaire, on trouve un épanchement gélatineux, de consistance gommeuse, qui comprimait la moelle épinière. D'après l'examen microscopique fait par M. Ch. Robin, cet épanchement intrarachidien était constitué par le tissu propre des gommes.

Bruberger. Outre des symptômes apoplectiformes de syphili cérébrale, il y avait une paralysie des deux moitiés du corps, avec intégrité presque complète de la sensibilité. A l'autopsie, vaste méningite de la base, épaississement des artères cérébrales avec nodosités ; état normal de toutes les autres parties du système vasculaire. *Méningite de la moelle cervicale ;* les enveloppes réunies entre elles, forment une membrane épaisse qui adhère solidement à la moelle et légèrement à la paroi interne du canal rachidien. On trouve en outre une atrophie de la substance grise (à l'œil nu) et une dilatation du canal central.

Westphal. Paraplégie subaiguë chez une femme tertiaire. La moelle est normale. Au niveau du premier trou sacré gauche antérieur on trouve une plaque de tissu conjonctif épaissi, oblitérant le trou sacré, avec carie superficielle de l'os au voisinage. En ouvrant le canal sacré par la paroi postérieure, on constate qu'il est rempli par une masse en partie gommeuse, en partie hémorrhagique, qui envahit la dure-mère et englobe les racines nerveuses. La dure-mère est encore reconnaissable, mais épaissie et entourée de tissu conjonctif hypérémié et parsemé de tumeurs gommeuses.

Il faut joindre à ces cas celui de Charcot et Gombault et les deux miens, où le microscope a montré l'altération de la pie-mère.

Ces derniers cas, ainsi que celui d'Homolle, laissent à penser que les lésions méningées auraient été vues bien plus souvent encore si on avait pratiqué l'examen microscopique, tandis que dans les conditions habituelles des autopsies, on n'a pu apercevoir que les lésions grossières et très avancées. D'ailleurs il me faudra revenir bientôt avec plus de détails sur ce point d'histologie pathologique. — Je devrais aborder maintenant l'étude des *gommes* des méninges ; mais, pour ne pas scinder la question, je préfère jeter une vue d'ensemble sur toutes les gommes du canal rachidien, qu'elles aient pour siège primitif les méninges ou la moelle.

Gommes spinales. — Je rappelais tout à l'heure, d'après Fournier, que les gommes du cerveau ne sont pas fréquentes. Cette proposition s'applique aussi bien à la moelle ; et, qui plus est, des *cinq observations* que possède la science, il n'en est peut-être pas une de probante. Dès qu'il s'agit de faits rares et sujets à controverse, il est bon de soumettre au lecteur tous les éléments du débat ; je crois donc qu'il n'est pas hors de propos de rapporter *in extenso* tous les détails anatomiques relatifs au syphilome de la moelle.

Mac Dowell (1861). Homme de vingt-quatre ans, offrant les signes évidents d'une syphilis qui remonte à dix-huit mois (cicatrice au gland, restes d'iritis, testicule syphilitique). Paraplégie qui évolue en deux mois. — Autopsie. Les membranes spinales sont parfaitement saines ; rien d'anormal à la surface de la moelle elle-même : au toucher, la région dorsale est évidemment diminuée de consistance. Une section verticale de la moelle montre des altérations plus remarquables. Dans la partie centrale de la région dorsale, mais s'étendant beaucoup à droite de la ligne médiane, on trouve une tumeur jaunâtre, parfaitement sphérique, unie à la surface et à la coupe, offrant une consistance fibro-gélatineuse et le volume d'un haricot. Aux environs, la substance médullaire est ramollie et plus vasculaire que de coutume. Dans le centre d'une de ces aires vasculaires on remarque un petit point jaune, qui paraît être comme une miniature de la grande tumeur. Pas traces de tubercules dans le poumon ni dans le foie. Malheureusement on n'a pas examiné le testicule.

WAGNER (1863). Tumeur du volume et de la forme d'une noisette, offrant une coloration blanc bleuâtre, avec noyau jaunâtre, et occupant le centre de la moitié gauche de la moelle allongée. Une autre tumeur, du volume d'une noix, offrant à la coupe un aspect lardacé, siégeait en même temps dans l'hémisphère gauche du cervelet. Le foie adhérait partout aux organes voisins.

WILKS (1863). (Je dois la communication de l'original à l'obligeance du D[r] Em. Bowel-Sturge.) Paraplégie chez une femme de cinquante-trois ans, qui ne présente aucun symptôme de syphilis, mais qui dit avoir eu cette affection. — Autopsie. Le cerveau n'a pas été examiné. A la partie droite de la région lombaire, la moelle renferme un corps dur ayant environ 2 centimètres de longueur ; ce néoplasme entoure les racines postérieures des nerfs, auxquels il adhère, ainsi qu'à la moelle elle-même. Il forme une masse allongée, irrégulière, du volume d'une noix environ. A la coupe, il présente une substance jaune, amorphe, qui ressemble à de la lymphe dégénérée, et on trouve dans le foie une substance analogue. Le foie présente, en effet, deux ou trois nodules d'une substance jaune, amorphe, résistante : l'un d'eux apparaît comme une cicatrice à la surface de l'organe. Le poumon contient quelques masses jaunes de même espèce.

ROSENTHAL (1865). Ouvrière de vingt-huit ans, qu'on apprit plus tard avoir eu des accidents secondaires deux ans auparavant. Elle meurt paraplégique, avec de la cystite et des lésions de décubitus. — A l'autopsie, on trouve au centre du pariétal gauche une gomme arrondie, grosse comme une noisette, dont la surface libre refoule la dure-mère ; une *seconde gomme* de l'épaisseur d'un doigt, longue d'environ 3 centimètres, part de la dure-mère spinale, et comprime la moelle à gauche, de la deuxième à la cinquième vertèbre cervicale. On trouve en outre une cicatrice d'ulcère syphilitique du vagin, une anémie de tous les organes et la dégénérescence syphilitique des reins.

LORENZO HALES (1872). G..., nègre âgé de trente et un ans; syphilitique depuis cinq ans. Depuis un an, paralysie totale de la jambe droite, survenue graduellement. Six semaines avant sa mort, il prend de l'iodure, mais il le suspend par négligence au bout de deux jours. Enfin il survient de la rétention d'urine, une paralysie complète des deux côtés, et de l'ascite. — Autopsie : Gomme de la moelle au niveau de la troisième vertèbre lombaire. Les reins offrent les lésions du début du troisième stade de la maladie de Bright.

Voilà le bilan du syphilome de la moelle. Pas d'examen microscopique, aucun de ces détails minutieux et précis qui nous seraient si nécessaires en cette occurrence ; rien, en un mot, qui nous permette d'affirmer la nature syphilitique de ces néoplasmes. Dans le cas de Mac Dowell, la tumeur semble avoir une consistance uniforme, et le testicule n'a pas été examiné : était-il syphilitique ou tuberculeux? Même obscurité, mêmes doutes pour l'observation de Wilks. Wagner ne donne qu'une description anatomique, sans le moindre renseignement clinique, sans même prononcer le mot de paraplégie, et il a exprimé lui-même des doutes sur la nature de la tumeur. Quant à l'observation de Hales, sa concision nous oblige à la négliger ici. C'est, sans contredit, l'observation de Rosenthal qui serait la moins incomplète, à cause des altérations concomitantes qu'on trouve à la voûte crânienne et dans les reins ; mais encore ne pourrait-elle, à cause de ses lacunes, démontrer d'une façon péremptoire l'existence des gommes de la moelle ; aussi les doutes déjà émis en 1874 par Jaccoud (clinique de la Charité), bien qu'il ne connût que les deux cas de Wagner et de Mac Dowell, me semblent-ils subsister tout entiers aujourd'hui.

Nous voici arrivés à l'étude des lésions du cordon médullaire lui-même.

Lésions de la moelle elle-même. Je ne m'arrêterai pas à l'objection soulevée par Hughling Jackson, qui a prétendu que la syphilis ne peut pas affecter primitivement les éléments nerveux, parce que ceux-ci dépendent de l'ectoderme, et que la diathèse se limite au tissu conjonctif, c'est-à-dire au feuillet moyen. D'abord on pourrait contester la rigueur de cette dernière assertion ; ensuite, s'il est vrai que l'ectoderme contribue à former une partie de la moelle, il n'est pas moins vrai que les auteurs se divisent dès qu'on veut aborder les détails ; et, aux arguments de Jackson je pourrais opposer les idées émises par des savants éminents, d'après lesquels l'ectoderme ne formerait que l'épithélium du canal ependymaire, tandis que tous les éléments nerveux seraient formés directement par le feuillet moyen, au même titre que le tissu conjonctif. Si donc l'embryogénie nous sert à prouver la grande analogie qui règne entre les téguments et les centres nerveux, il me semble, en revanche, que la discussion soulevée par le savant anglais n'est que spécieuse, et que, dans l'état actuel de la science, il vaut mieux s'abstenir de pareilles controverses.

D'une façon générale, les auteurs sont à peu près d'accord sur les lésions de la substance médullaire ; ils ne diffèrent entre eux que par les proportions qu'ils établissent dans la fréquence relative de ces diverses lésions les unes par rapport aux autres. Ainsi Wilks et Moxon s'étendent spécialement sur les gommes et sur ce qu'ils appellent les dépôts syphilitiques, analogues à ceux qu'on trouve dans les testicules et dans le foie. Lancereaux admet des myélites diffuses et circonscrites, et décrit plus volontiers la sclérose, avec ou sans corpuscules amyloïdes, amenant consécutivement l'altération ou la destruction des éléments nerveux ; mais il est très réservé à l'endroit des myélites de la période secondaire : « Les affections médullaires syphilitiques, dit cet auteur, appartiennent surtout à la période tertiaire ; mais on peut aussi les rencontrer avec des caractères un peu différents dans la période secondaire ; la lésion qui les constitue alors est plus étendue et se rapproche davantage du processus phlegmasique ordinaire. » Rosenthal n'expose pas de vues générales ; il se contente, en vrai clinicien, d'énumérer brièvement les altérations trouvées dans les quelques autopsies qu'il connaît : « Tumeurs gommeuses ou syphilomes (Moxon, Charcot et Gombault) ; coloration anormale ou sclérose partielle des cordons postérieurs et latéraux ; atrophie de la substance grise (Bruberger) ; atrophie partielle avec sclérose des cornes, et déformation des cellules nerveuses (Charcot). » On voit, par ce qui précède, combien les auteurs sont muets sur les myélites aiguës. Caizergues en parle plus longuement ; il écrit que leur lésion consiste « dans le ramollissement inflammatoire, précédé et accompagné d'une hypérémie dont les traces se retrouvent à l'autopsie… ; le microscope montre une congestion intense, surtout de la substance grise, qui est plus vasculaire qu'à l'état normal. Le réticulum de la névroglie éprouve un retour à l'état embryonnaire. Si ses éléments ne sont pas résorbés, ou bien ils dégénèrent, c'est le ramollissement gris (Moxon, Westphal), ou bien ils passent à l'état adulte et constituent des foyers scléreux. » Mais l'auteur avance ensuite quelques détails qui me semblent plutôt le fruit de l'imagination que le fait de l'expérience ; ainsi « le ramollissement est superficiel quand il s'agit d'une syphilis secondaire... l'inflammation est plus profonde lorsqu'il s'agit d'une vérole maligne ou plus avancée. » Un peu plus loin il écrit que « les foyers scléreux entraînent des oblitérations vasculaires et interceptent ainsi les courants nourriciers » ; or, pour qui connaît la richesse en anastomoses que possèdent les vaisseaux de la moelle, et la facilité incroyable avec laquelle les suppléances vasculaires s'établissent dans cet organe, il paraît toujours hasardé de faire intervenir les oblitérations vasculaires comme cause directe de destruction des éléments nerveux.

Après cette rapide énumération des principaux auteurs, il est bon de rapporter en détail les autopsies qui ont servi à fixer leurs idées sur les altérations syphilitiques de la moelle.

Je citerai seulement en passant les noms de MM. Mauriac, Tillot, H. Mollière et Potain. Les trois premiers semblent avoir trouvé du ramollissement, mais leurs autopsies sont très incomplètes. Quant à M. Potain, il a trouvé la moelle transformée en un cordon fibreux chez un fœtus de six mois qui avait le foie syphilitique, et dont la mère était aussi infectée : c'est là un cas d'affection intra-utérine ; et, fût-elle syphilitique, elle s'écarte trop des phénomènes que je me suis proposé d'étudier, pour qu'elle me soit utile. Il y a encore une observation de Westphal, mais elle semble n'être pas autre chose qu'une simple sclérose en plaques, et les antécédents syphilitiques de sa malade sont absolument douteux.

WALDEMAR-STEMBERG. — Il a trouvé trois fois un ramollissement bien net : 1° Dans un cas, cerveau intact et ramollissement au niveau des deuxième et troisième dorsales ; 2° chez un malade atteint de paraplégie cervicale avec crises épileptiformes il trouva, outre les lésions cérébrales, un ramollissement à la région cervicale ; 3° enfin, chez un paraplégique qui souffrait d'une douleur intense à la nuque, il trouva un ramollissement de la région cervicale.

DEJÉRINE. Atrophie musculaire et paraplégie dans un cas de syphilis maligne précoce. — Chapelière de vingt-six ans, qui n'aurait pas eu encore d'accidents syphilitiques. Elle entre avec du pemphigus, du rupia et une atrophie musculaire considérable dont le début remonte à deux mois ; douleurs vives vers les mollets. Elle meurt au bout de quatre mois. Épanchement pleural purulent de 500 grammes ; granulations grises au sommet gauche, caverne à liquide puriforme à la base correspondante ; granulations et cavernes au sommet droit ; lésions atrophiques absolument limitées aux trois groupes des cellules motrices des cornes antérieures. C'est donc une téphro-myélite subaiguë ; « il ne paraît pas y avoir d'état irritatif de la névroglie ; *les vaisseaux sont normaux, autour d'eux il n'y a pas trace d'exsudat,* leur gaîne lymphatique contient, comme à l'ordinaire, quelques globules blancs. » N'étaient le début lent et progressif, et la paralysie des sphincters, Dejérine verrait volontiers dans ce fait un cas de paralysie spinale de l'adulte. D'ailleurs il se contente de signaler l'importance de la coïncidence de cette affection spinale avec les accidents syphilitiques, mais sans vouloir la rattacher à la vérole.

WINGE. — (Je dois la communication de l'original à la bienveillance du Dr Em. Bowel-Sturge). Paraplégie à marche chronique, avec rémission considérable et rechute chez un syphilitique de 39 ans. « *La dure-mère est un peu injectée par places ; à l'intérieur, il y a des traces de fausses membranes fines.* Dans la région dorsale, *quelques adhérences avec l'arachnoïde.* Celle-ci est distendue par de la sérosité, surtout autour de la queue de cheval ; et par places on voit des plaques ostéoïdes ramifiées. Les racines des nerfs sont normales. La *moelle* est normale dans la moitié supérieure de la portion cervicale ; mais, à partir de là, elle offre une dégénérescence qui devient de plus en plus prononcée en descendant et atteint son maximum vers le centre de la partie dorsale. Alors elle devient moins marquée et la partie inférieure de la région lombaire paraît normale. Le changement consiste en une coloration grise de la surface postérieure, avec des taches transparentes qu'on voit mieux sur les coupes transversales. A la partie supérieure, la périphérie seule des cordons postérieurs et latéraux est atteinte ; mais, à mesure qu'on descend, *la substance blanche se trouve remplacée de plus en plus par une masse gris jaunâtre, translucide, ressemblant à du mucus solidifié. La dégénérescence marche de la phériphérie au centre*, et elle est partout plus accusée dans les cordons postérieurs et latéraux du côté gauche. Elle apparaît aussi dans les cordons antérieurs ; au milieu de la région dorsale de la moelle, c'est à peine s'il reste un peu de substance blanche : on voit seulement une masse muqueuse avec des îlots blanc-jaunâtre et opaques. En cet endroit les bords de la substance grise sont mal définis. La consistance de la moelle est diminuée à ce niveau seulement. *Au microscope*, les parties dégénérées contiennent très peu de fibres nerveuses, elles renferment 1° de petits corps grêles homogènes, peu luisants, ayant la forme et la grosseur des cellules fusiformes, arrondies à une extrémité, pointues à l'autre, dentelées sur un ou sur les deux bords, sans double contour, les restes, selon toute probabilité, des fibres nerveuses ; — 2° des globules d'huile agglomérés et des granulations graisseuses libres, surtout dans les parties opaques ; — 3° des corpuscules amylacés — 4° des granules de pigment et des vaisseaux qui sont transformés en cordons de pigment. Tout cela est plongé dans une masse finement granuleuse, avec quelques noyaux disséminés et un peu de tissu fibreux. — La substance grise contient des cellules ganglionnaires au milieu de la partie dorsale ; elles ne sont pas distinctes et ressemblent à des amas anguleux de pigment, sans membrane ni prolongements. — Le *crâne* présente une exostose peu considérable à la surface interne du pariétal droit et des traces d'ostéophytes sur le frontal. — Le *poumon gauche* est adhérent et présente sur le bord postérieur de la base deux infarctus cunéiformes. Vers le lobe inférieur la cavité de l'artère pulmonaire est oblitérée par un thrombus gris jaunâtre, de la grosseur du petit doigt, sec à la circonférence et ramolli au centre et qui s'étend depuis la bifurcation jusque dans plusieurs branches. On trouve aussi des thrombus dans les veines iliaque gauche et hypogastrique. — *Foie* normal.

HOMOLLE. — Paraplégie à marche subaiguë chez une femme de 23 ans ayant eu un avortement à cinq mois en avril, une éruption en mai 1872 et une iritis en septembre 1873. Aucun traitement. Elle entre à l'hôpital le 10 janvier 1874. Les troubles médullaires acquièrent une grande intensité (paraplégie complète, urines purulentes, eschare sacrée) ; puis, vers le 18 mars, survient une amélioration notable : on supprime l'iodure. Mais, le 20 avril il survient de la fièvre avec une éruption papulo-squameuse en corymbes, de la toux, des sueurs profuses, de l'hecticité. L'iodure est impuissant cette fois. Mort le 20 juillet. — *Autopsie.* « Ramollissement à la partie inférieure de la moelle dorsale ; nombreux corps granuleux à ce niveau. Le microscope montre, à $0^m 04$ au-dessus du renflement lombaire, une zone de sclérose qui occupe les régions postérieures d'une façon irrégulière et sans lésion systématique. Elle empiète sur les cordons de Goll et les faisceaux radiculaires internes, sur la commissure postérieure et sur la corne postérieure gauche ; les cornes antérieures sont même un peu atteintes en arrière. C'est donc là une myélite diffuse qui va s'atténuant en largeur. Le carmin colore la zone altérée ; on voit des fibres ondulées *et des éléments embryonnaires disséminés ou groupés en amas autour des vaisseaux gorgés de sang, dont les parois sont très épaisses et qui forment comme autant de centres d'infiltration.* La sclérose a envahi le tissu conjonctif du sillon postérieur qui est confondu avec les cordons adjacents. A ce niveau et dans quelques points du voisinage se trouve du pigment jaune, qui indique que çà et là la congestion s'est accompagnée d'extravasation sanguine. — On a peine à reconnaître dans ce tissu scléreux des traces de myéline et de quelques cylindres-axe. — Dans la substance grise le tissu interstitiel s'est condensé. Les groupes cellulaires ont peu souffert. Dans les cornes antérieures, dans la colonne vésiculaire de Clarke et dans le tractus intermédio-latéral ils présentent leurs caractères normaux. — Le canal central est rempli d'épithélium. — *Cette myé-*

lite annulaire diffuse indique déjà la coexistence d'un certain degré de méningite, facilement appréciable, du reste, sur quelques points où la coupe comprend la pie-mère infiltrée d'éléments embryonnaires. — Plus haut, la lésion est circonscrite aux cordons de Goll, surtout à celui du côté gauche ; les faisceaux radiculaires internes sont indemnes ; la substance grise est saine. — Plus bas on voit une zone triangulaire de sclérose à la partie postérieure des cordons latéraux ; elle diffère, par son irrégularité, de la sclérose descendante ordinaire. — Au renflement lombaire, lésion analogue des cordons latéraux et des cordons postérieurs au centre ; en outre lésion des cornes antérieures qui diffère notablement des altérations scléreuses signalées plus haut ; à la périphérie on trouve de nombreuses cellules araignées ; les cellules nerveuses sont intactes. »

Moxon. — Homme syphilitique depuis sept ans. Fourmillements aux jambes et douleur lombaire ; trois semaines après le début, incontinence d'urine et des matières fécales ; anesthésie complète des membres inférieurs. Entré le 4 août, il meurt le 24 d'accidents urinaires. Autopsie. Points de sclérose anciens au niveau de la convexité du cerveau. Pigment abondant dans les membranes de la moelle allongée. A la portion inférieure de la dure-mère spinale, taches assez nombreuses, brunes, variant d'étendue, du volume d'un grain de mil à un pois. A leur niveau la moelle est plus dure. A la coupe, les taches semblent formées par une masse foncée, molle, filante, au centre de laquelle est une couche mince d'un tissu jaunâtre, élastique, dont la consistance diffère de celle de la masse noirâtre environnante. Ces taches sont disséminées, les unes dans les cordons postérieurs, les autres dans les cordons latéraux dont elles atteignent la surface. — Au microscope on remarque : 1o une zone périphérique composée de deux couches : l'une à cellules rondes, à noyaux, à corps fusiformes ; l'autre, plus centrale, formée de corps fusiformes, pressés les uns contre les autres. Il y a donc à ce niveau une hyperplasie de tissu conjonctif à noyaux très nombreux, parsemé de masses abondantes de myéline ; 2o une zone centrale, jaunâtre, constituée en dehors par une couche de transition, à noyaux et à cellules arrondies ; en dedans, par une masse amorphe, en dégénérescence granulo-graisseuse. Les vaisseaux de la zone extétieure semblaient pigmentés. On trouve en outre un foyer induré

dans le centre du lobe supérieur du poumon droit, une pyélo-
néphrite à droite et une orchite double ; les deux testicules renferment chacun deux formations identiques à celles de la moelle.

CHARCOT et GOMBAULT. — Femme de quarante ans, entre à la
Salpêtrière le 18 septembre 1871 pour ulcérations multiples aux
grandes lèvres ; elle a contracté la syphilis en 1846 ; depuis, elle
a eu des ulcérations à la gorge, des rhagades à l'anus, du pso-
riasis plantaire et palmaire.

A son entrée on constate des troubles moteurs et sensitifs dans
les membres inférieurs ; c'est une paralysie du membre gauche
et de l'anesthésie du membre droit ; puis ces phénomènes acquièrent une grande intensité et se compliquent de troubles céré-
braux·(céphalée, vomissements, crises épileptiformes, paralysie
du moteur oculaire, hémiplégie faciale droite). Mort le 25 avril
avec somnolence et paralysie des sphincters. — Autopsie. *Cerveau*. La bandelette optique droite est diminuée de volume, et
présente dans le sens de sa longueur des tractus gris qui sépa-
rent des portions de substance blanche. La lésion se prolonge le
long du bord interne, et s'accroît d'avant en arrière à gauche ;
sur son milieu elle offre une tache grise. Le chiasma est altéré,
le nerf optique gauche est atrophié. Sur le pédoncule gauche,
dans la partie qui avoisine la bandelette optique, est une tache
rouge à sa périphérie, ocreuse et caséeuse à son centre. Le tubercule mamillaire gauche est moins volumineux que le droit, et
présente, comme le chiasma, une coloration grise. Sur le plan-
cher du 4me ventricule existe une plaque rouge. — Ces plaques
sont sous la pie-mère, aucune n'est profonde ; elles sont plus
dures que le tissu voisin et ne font jamais saillie. La pie-mère
est légèrement épaissie à leur niveau, mais elle s'en détache facilement. — Au microscope : la *portion centrale* offre une très-
grande quantité de noyaux libres et petits, et des granulations
graisseuses isolées ou en amas. Il existe deux sortes de cellules :
les unes grosses, arrondies, à contours très nets, à contenu
finement granuleux. Le carmin fait apparaître à leur centre des
noyaux oculaires. Les autres sont des cellules à contours irréguliers, angulaires, entre lesquelles se trouvent une foule d'éléments épais et raides qui parcourent en tous sens la préparation.
La portion périphérique est constituée par un tissu dense, qui
se laisse dissocier et se colore vivement par le carmin. On y

reconnaît : 1° des cellules arrondies, à contour un peu irrégulier, à noyau volumineux coloré par le carmin ; 2° des cellules araignées qui émettent une foule de prolongements épais, opaques, résistant au carmin et ne pâlissant pas par l'acide nitrique; fragiles, ils sèment la préparation de leurs débris ; 3° un réticulum qui disparaît dans les parties centrales. Sur les bords des taches, dans l'intervalle des cellules araignées, apparaissent peu à peu des tubes nerveux, qui font défaut à l'intérieur. Les vaisseaux ont, à ce niveau, des parois qui présentent des traces d'irritation manifeste; on y voit des manchons de cellules migratrices et d'éléments granuleux.

La *moelle* présente, vers la huitième dorsale gauche, un renflement latéral d'un centimètre en forme de nodosité. *L'arachnoïde épaissie englobe les racines nerveuses correspondantes et les applique contre cette tumeur;* les racines sont grises et atrophiées (la paraplégie était à gauche, l'anesthésie à droite). Au-dessous, le cordon latéral est induré dans une étendue considérable, plutôt rétréci qu'augmenté. Au-dessus, la lésion occupe le cordon postérieur, jusqu'à la partie supérieure de la région cervicale. Nulle part on n'observe de ramollissement. Au niveau de la lésion, dans toute la moitié gauche et dans les cordons postérieurs, le tissu médullaire est gris rosé, très vasculaire ; la substance grise, envahie, ne peut être distinguée de la gaîne blanche. — Au microscope, la lésion médullaire est beaucoup plus diffuse que celle de l'encéphale. A la partie supérieure de la région dorsale, dans le point où la moelle paraissait comme renflée, on voit que la tuméfaction de l'organe est constituée en partie *par l'épaississement de la pie-mère et de l'arachnoïde enflammées, qui enveloppent les racines nerveuses profondément altérées à ce niveau, et les appliquent sur le cordon latéral gauche.* Le tissu de ce cordon se colore vivement par le carmin; sa partie postérieure et externe, transformée en gros faisceaux fibreux verticaux est intimement confondue avec la face profonde de la pie-mère ; toute ligne de démarcation a cessé d'exister entre elles. Les éléments nerveux ont à ce niveau complètement disparu. D'épais tractus conjonctifs, partis de ce point, traversent toute la largeur du cordon pour gagner la substance grise. La plupart servent de support à des vaisseaux couverts de noyaux nombreux, et dont la gaîne est remplie de corps granuleux cellulaires. Dans cet espace le tissu paraît en grande partie formé de corps étoilés, pressés les uns contre les autres et laissant çà et là entre eux quelques espaces arrondis, dans lesquels on distingue à grand'peine un cylindre d'axe. De distance en distance on voit des corps étoilés, abondants surtout dans la substance grise des cornes antérieure et postérieure gauches, qui sont confondues avec les parties voisines. Les prolongements des cellules nerveuses et les nombreux cylindres d'axe ont disparu. A leur place est un réticulum épais, formé de filaments très raides qui paraissent se rattacher aux cellules ramifiées disposées çà et là dans le tissu. — La commissure, une partie de la région moyenne de la corne droite, les deux cordons postérieurs, ont été à ce niveau envahis par le tissu morbide ; i' est impossible de délimiter nettement la lésion qui va diminuant d'intensité et tend, sur ses limites, à prendre les caractères de la sclérose ordinaire. — Dans le cordon latéral droit se trouvent deux points où l'épaississement prend les proportions d'une véritable plaque scléreuse. *Au-dessous* l'altération abandonne successivement les faisceaux postérieurs, puis les cornes grises, pour se limiter au cordon latéral gauche, qu'elle suit et qu'elle atrophie dans toute sa hauteur, affectant le caractère de la sclérose dans les dégénérescences secondaires descendantes. *Au-dessus* la lésion abandonne le cordon latéral et se fixe sur les faisceaux postérieurs qu'elle accompagne jusqu'au bulbe. — Il y a eu chez cette femme, très nettement syphilitique, une double évolution des cellules araignées décrites par Debove, Jastrowitz et Golgi : 1° Par leur production exubérante elles se sont comprimées et, manquant de matériaux nutritifs, elles ont dégénéré dans les zones caséeuses centrales ; 2° dans d'autres parties et notamment dans la moelle, elles se sont organisées et ont produit ce que Rindfleisch appelle la sclérose multiloculaire des centres nerveux.

Je crois qu'il est sage de rayer de ce tableau l'observation de Dejérine, à cause des doutes trop légitimes qui planent sur les rapports de causalité entre cette myélite et la syphilis. J'indiquerai plus loin d'autres raisons qui militent encore en faveur de son exclusion. Il nous reste donc sept autopsies que j'ai relatées avec tous les détails aussi complets qu'il m'a été donné de les recueillir. Cinq

se rapportent à des myélites plus ou moins aiguës, dont
la lésion dominante est le ramollissement, et deux ont
trait à des scléroses. Pour quatre d'entre elles on a pratiqué, il est vrai, l'examen histologique ; mais dans le fait
de Moxon, c'était presque uniquement pour reconnaître
les éléments anatomiques qui faisaient partie des points
malades, et l'emploi du microscope n'a guère servi qu'à
confirmer le diagnostic grossier de la maladie. En revanche, les faits d'Homolle, de Charcot et Gombault et même
de Winge, auront pour nous la plus haute importance en
raison même de la description minutieuse qu'ont donnée
ces auteurs et des détails topographiques dans lesquels ils
sont entrés. Nous y reviendrons bientôt.

De la lecture attentive de tous ces faits se dégage
cette conclusion, que les altérations syphilitiques de la
moelle n'ont pas de caractéristique anatomique. La
croyance à la spécificité des lésions est en effet aban-
donnée aujourd'hui ; John Tibbits a traduit cette idée en
une phrase pleine d'humour : « Il n'y a pas, dit-il, de
lésion réactif certain d'une diathèse » *(the Lancet)*.

Néanmoins la science compte quelques tentatives
entreprises dans le but de trouver, au milieu des désordres
pathologiques, un jalon quelconque, un point de repère
qui mît sur la voie du diagnostic et permît de reconnaître
la nature de l'affection. Les uns (et ils sont nombreux)
ont cru trouver dans les épanchements gommeux, diffus
ou circonscrits, le signe indubitable des altérations spécifiques ; mais la rareté des gommes de la moelle, comparée à la fréquence relative de la sclérose et même du
ramollissement, est venue bien vite démontrer l'insuffi-
sance de ce criterium. — De leur côté, en analysant les

détails de leur intéressante autopsie, Charcot et Gombault
ont vivement attiré l'attention sur certains éléments
spéciaux, les *cellules rameuses*. Ils n'ignorent pas qu'on a
constaté la présence de ces cellules dans la moelle normale;
mais, dans le cas particulier, ils les ont trouvées plus
grosses, plus abondantes, plus visibles, munies de pro -
longements plus rudes et mieux colorés par le carmin.
Ils rapprochent leur observation de celle de Moxon, qui
a signalé la présence de corps fusiformes ; ils montrent les
analogies qui existent entre ces derniers et les cellules
rameuses ; enfin, sans rien affirmer, ils se demandent s'il
n'y a pas là des caractères anatomiques particuliers et
vraiment spécifiques. Mais l'évènement ne leur a ɲas
donné raison. D'abord M. Ranvier est parvenu à isoler
ces cellules rameuses ou *cellules araignées*, et il a pu
rectifier les idées fausses qu'on avait sur leur provenance.
Puis, l'année dernière, à propos d'une observation de
gomme cérébrale, M. Coÿne[1] a mis en doute que ces
cellules soient constantes, attendu que, dans un autre
fait, qu'il a observé avec M. Peltier, de gomme unique,
assez volumineuse, siégeant dans le cervelet, il n'a trouvé
aucune de ces cellules rameuses. M. Coÿne considère leur
présence comme étant en rapport avec leur existence
normale dans la région où siégent les gommes de l'observation de Charcot et Gombault et de la sienne. Enfin,
bien qu'il soit plus difficile d'interpréter les modifications
évidentes qu'elles subissent dans certains cas pathologiques, il est certain aujourd'hui que la syphilis n'y joue

---

[1] Coÿne et Lépine. Contribution à l'étude de la syph. cérébrale. (*In Journal des Connaiss. médic.*, n° 17, 18 et 20), 1878.

aucun rôle direct. En effet, en 1876, trois ans après les remarques de Charcot, et deux ans avant celles de M. Coÿne, M. Pierret signalait la présence de ces cellules rameuses dans un cas de *myélite non syphilitique* et dans la zone périphérique d'un tubercule cérébral[1]. Voici les lignes remarquables qu'il écrivait à ce propos : « Meynert, Deiters, Jastrowitz, soutiennent l'autonomie de ces cellules, dont M. Ranvier, au contraire, conteste l'existence réelle... Il résulte de sa conception que les celules étoilées, observées à l'état normal par certains anatomistes dans la moelle et dans le cerveau, ne sont rien autre chose que des cellules endothéliales auxquelles sont restées plus ou moins adhérentes les fibrilles conjonctives dont la névroglie est en grande partie formée... Mais l'incertitude commence quand il s'agit d'interpréter l'existence de ces *cellules araignées* rencontrées par différents auteurs dans le tissu nerveux modérément irrité... Isolables à l'état frais, elles existent en réalité dans certains cas pathologiques; mais sont-elles de formation nouvelle, ou dérivent elles d'un élément préexistant? A priori, rien n'empêche de concevoir que les cellules plates puissent, sous l'influence d'un travail irritatif, subir des modifications dans leur forme et leur constitution physico-chimique. On sait déjà qu'en semblable occurrence elles se tuméfient et deviennent plus sensibles à l'action du carmin. Qui empêche de faire un pas de plus, et d'admettre que leur protoplasma peut se déformer et pousser en différents sens des

---

[1] Pierret. Myélite à rechutes non syphilitique (*In Archiv de Physiologie*, p. 45), 1876.

prolongements plus ou moins ramifiés ? » La forme étoilée n'est pas, d'ailleurs, absolument étrangère à la cellule conjonctive..., et, chez la grenouille, entre autres, on peut facilement observer des cellules endothéliales étoilées. »

Ainsi l'hypothèse de MM. Charcot et Gombault sur le rôle des cellules araignées ne se trouve pas vérifiée. N'y a-t-il donc rien, dans les altérations syphilitiques de la moelle, qui les différencie des lésions produites par une inflammation vulgaire, et qui puisse en révéler la nature spécifique ? Je me crois en mesure d'affirmer le contraire ; mais, avant d'entrer dans le vif de la discussion, je dois faire connaître les résultats de deux autopsies qui apporteront aux idées que j'avance le contrôle anatomique. Il s'agit de deux femmes syphilitiques, atteintes de paraplégie. La première fut reçue dans le service de M. R. Tripier, dont j'étais l'interne à cette époque : elle était en pleine période secondaire, et offrit une myélite à marche aiguë. Comme une observation d'affection médullaire, recueillie avec soin, offre toujours, ou peut offrir à un moment donné un certain intérêt, surtout lorsqu'elle est complétée par l'examen anatomo-pathologique, j'ai cru bien faire de la consigner *in extenso*. — La seconde malade était couchée au n° 25 de la salle Sainte-Marie (Hôtel-Dieu, docteur Lucien Meynet). — L'examen microscopique de ces deux moelles a été pratiqué par M. Pierret.

Obs. I. — Elisa A..., journalière, 48 ans ; entre à l'hospice le 7 septembre 1878. Parents morts à un âge très avancé, de maladie inconnue. Trois sœurs mortes phtisiques à 18, 22 et 30 ans. Réglée à 12 ans : menstruation toujours normale et régulière. —

Douze grossesses : cinq enfants vivants et bien portants ; les autres morts en bas âge.

Aucune maladie antérieure. Elle ignore être syphilitique ; mais elle raconte avoir eu, il y a quelques mois, une éruption dont les caractères répondent bien à une roséole. En tous cas, on note aujourd'hui une céphalée fréquente, des ganglions épitrochléens et inguinaux, et une éruption de tubercules rouge cuivré, occupant tout le corps, mais surtout les membres inférieurs, où ils sont très abondants. Ces tubercules ont apparu au commencement de l'été. Depuis 4 mois environ, cette femme éprouvait des fourmillements et des crampes, ainsi qu'une faiblesse progressive dans les membres inférieurs ; mais, il y a 3 jours, elle sentit brusquement ses genoux fléchir, à ce point qu'elle dut s'asseoir. Dès lors, elle ne put plus marcher qu'en s'appuyant aux meubles voisins et en traînant les pieds sur le sol. Toute la nuit suivante, elle éprouva dans les jambes des douleurs continuelles ; en même temps, dit-elle, elle aurait eu des contractures. Le jour de son accident, elle n'avait pas eu de selles depuis 5 jours : la constipation persiste. Même remarque sur la rétention d'urine. — *État actuel*. La malade, qui a eu des troubles oculaires assez accusés pour l'empêcher de se conduire, prétend y voir très bien depuis sa paraplégie. Par intervalles elle ressent dans les membres inférieurs des crampes douloureuses, qui se localisent dans les pieds ou dans les jambes, sans dépasser jamais le genou. — *Membres inférieurs*. Abolition complète de la motilité ; inertie absolue ; pas d'œdème ni de contractures. Sensibilité tactile généralement conservée, sauf à la face interne du tibia gauche, où elle est complètement éteinte. En outre, la malade commet des erreurs de lieu, et rapporte par exemple à la plante du pied une piqûre faite à sa face dorsale, ou même rapporte au membre droit des sensations dont l'origine est à gauche. La sensibilité à la douleur a totalement disparu ; les plus fortes piqûres sont perçues comme de simples contacts. La sensibilité à la température est pervertie dans la cuisse gauche, où la malade prend un corps froid pour un corps très chaud ; ailleurs, elle ne peut pas indiquer la température des objets. Les réflexes sont très affaiblis à droite, et un peu diminués à gauche. Pas d'épilepsie spinale. — *Paroi abdominale*. Nombreux troubles sensitifs, analogues à ceux des membres inférieurs. Douleurs en ceinture intermittentes. — Rien aux *membres supérieurs*. —

Colonne vertébrale. Pas de saillie anormale ; douleur très vive
à la pression sur les 4° et 5° vertèbres dorsales. — Langue sa-
burrale ; soif intense ; constipation opiniâtre. Vertiges quand la
malade veut s'asseoir. On prescrit des frictions avec l'onguent
napolitain et 2 gr. d'iodure. — 12 septembre. Le soir, température rectale 39°. — 13 sept. Incontinence des matières fécales.
Rétention absolue d'urine ; pas d'eschare. Cathétérisme obligé ;
diminution des réflexes ; augmentation de l'anesthésie cutanée des
membres inférieurs. — 14 sept. Tympanisme abdominal ; la zone
supérieure de l'anesthésie remonte à 5 travers de doigt au-dessus
de l'ombilic. — 15 sept. Salivation ; on suspend le mercure ; on
prescrit 4 gr. de chlorate de potasse. — 16 sept. Urines purulentes et sanguinolentes ; leucorrhée abondante depuis la paraplégie ; point de côté occupant la région des fausses côtes gauches
et s'irradiant jusqu'au sommet du thorax. — 17 sept. La zone
anesthésique s'élève maintenant à 14 centimètres au-dessus de
l'ombilic. Sur l'abdomen, la rougeur se produit rapidement lorsqu'on trace des lignes avec l'ongle. Pouls 144 ; respiration 48 ;
pas d'eschare. — 19 sept. Œdème sur les pieds et la partie inférieure des jambes. On remarque deux eschares : l'une, légère, au
niveau du sacrum, et l'autre, plus large, sur la fesse droite. Douleurs de reins et en ceinture. — 20 sept. Les deux eschares se
sont réunies ; il en résulte une eschare, large de 5 ou 6 centimètres, qui est surtout fessière, et qui est toujours superficielle ;
le derme est seulement dénudé. Nausées continuelles. — 21 sept.
Contractilité électrique notablement diminuée aux membres inférieurs : on produit assez facilement des contractions aux cuisses et
plus difficilement aux mollets. Il faut un courant assez fort, et ce
n'est qu'après un certain temps que la contraction se produit. —
Le 20 septembre, en voulant la sonder, on trouva la vessie vide. A
dater de ce jour, la malade offre une incontinence d'urine complète, en même temps que l'eschare, qui restait superficielle, est
devenue bien plus profonde avec une croûte épaisse et noire. —
24 sept. Eschare occupant toujours la ligne médiane avec extension à droite. Pour la première fois, cette nuit, la malade a
éprouvé un accès qui a duré un quart d'heure et pendant lequel
elle se sentait étouffer. — 26 sept. L'eschare a augmenté à droite
et un peu à gauche, elle est très profonde. — 27 sept. La température vaginale donne ce soir 39°,9. — 1ᵉʳ octobre. Nausée

continuelles ; muguet ; teinte anémique et terreuse des téguments.
On suspend l'iodure. — 5 oct. Dyspnée assez intense depuis hier.
Aux deux poumons, râles muqueux mobiles ; à droite, il y a de
l'obscurité respiratoire et la sonorité y est un peu affaiblie. —
6 oct. Pâleur remarquable de la face, qui est grippée ; accès de
suffocation depuis hier ; langue sèche ; affaissement. — 7 oct. Les
accès de suffocations persistent avec les nausées ; voix entrecoupée
et affaiblie ; refroidissement des extrémités. — 8 oct. Mort dans
la nuit.

Autopsie.— L'eschare sacrée est beaucoup plus étendue à droite
qu'à gauche ; largeur totale 13 centimètres, dont 9 à droite de la
ligne médiane ; hauteur 10 centimètres. — On n'a pu examiner
que la moelle. — Le canal rachidien n'offre rien de particulier
id. pour les méninges. — *A l'œil nu,* la substance grise de la
moelle paraît congestionnée et ramollie, surtout au niveau des régions dorsale et lombaire, On la met durcir dans une solution
d'acide chromique. — *Examen microscopique.*— Les lésions pré-
dominent au niveau de la région dorsale moyenne, mais elles ne
sont pas limitées à un seul foyer : le ramollissement produit par
l'inflammation présente en effet plusieurs points maxima échelon-
nés depuis la naissance de la 3e dorsale jusqu'aux dernières paires
dorsales. — *Portion cervicale.* — Au niveau des méninges on
n'observe rien autre chose qu'une très-légère dilatation des vaisseaux sans sclérose manifeste ; toutefois si l'on poursuit certains
d'entre eux jusque dans la substance grise antérieure ou postérieure, ou bien au niveau des commissures, on trouve que leur
gaîne est remplie par des exsudats amorphes, colorés par le carmin et que l'on rencontre si fréquemment dans toutes les formes
d'irritation de la moelle. Les seules lésions définies que l'on rencontre à cette région s'observent au niveau des faisceaux de Goll ;
il n'existe pas, à proprement parler, de sclérose ascendante, mais
les tubes sont évidemment dégénérés, n'ont pas conservé leur
forme régulière, et, pour la plupart, sont dépourvus de cylindre-
axe. — *Région dorsale supérieure.* — Coupe pratiquée entre la
3e et la 4e paire dorsales). Les lésions sont beaucoup plus accen-
tuées ; ce sont des lésions méningées et des lésions médullaires.
Les lésions des méninges se rencontrent à droite et à gauche,
surtout au niveau des cordons latéraux. Là la pie-mère est vivement injectée, ses vaisseaux sont dilatés, et son épaisseur nor-

male est augmentée par la présence d'une grande quantité de leucocytes ou de cellules de segmentation. Il y a donc là tous les caractères d'une méningite à marche rapide. D'ailleurs l'exsudation des globules blancs est accompagnée en certains points de diapédèse des globules rouges.— Si l'on cherche quel est l'état des vaisseaux qui pénètrent dans les substances blanche ou grise, on les trouve déjà considérablement dilatés ; de plus leurs parois sont épaissies, si bien que leur nombre paraît augmenté, parce que les plus fins eux-mêmes deviennent visibles dans ces conditions.

Quant à la myélite, caractérisée par le ramollissement de la plus grande partie des cordons latéraux et postérieurs et même de la substance grise, surtout au niveau des commissures, elle a été tellement intense qu'elle s'est accompagnée d'hémorrhagies interstitielles. En outre, dans les parties blanches, cette myélite est caractérisée non pas tant par la multiplication des noyaux que par la tuméfaction des cylindres-axe ; de telle sorte que si l'on cherche à donner les traits saillants de cette forme d'inflammation, on peut dire que la destruction rapide des éléments, liée probablement à des phénomènes ischémiques, en constitue le fait capital, bien plus que sa tendance à la néoformation conjonctive. — De plus on trouve, disséminés dans tous les points ramollis, des corps granuleux, qu'on peut encore reconnaître assez facilement malgré l'action successive de l'alcool absolu et de l'essence de térébenthine.

Dans les autres points de la région dorsale on remarque des lésions identiques; mais ici elles intéressent des portions plus ou moins grandes des cordons latéraux. — Il faut noter expressément que les lésions inflammatoires, l'épaississement et la dilatation des vaisseaux, disparaissent au niveau de la dernière paire dorsale ou de la première lombaire. La seule lésion qui persiste c'est la méningite: elle conserve non seulement sa localisation au niveau des cordons latéraux, mais encore tous ses caractères d'acuité.

D'autre part on n'observe pas d'une façon très nette la dégénérescence secondaire des cordons latéraux ; à peine peut-on dire que surtout du côté droit, un assez grand nombre de tubes nerveux manquent de cylindres-axe; mais il n'existe point là de traces de myélyte descendante, proprement dite. — *Région lombaire moyenne.* Ici encore, la lésion persistante est la méningite avec les mêmes caractères que ci-dessus. Quant à la moelle elle-même, elle paraît absolument intacte. A la rigueur, on pourrait signaler la teinte jaunâtre de quelques cellules des cornes antérieures : cette teinte est due à une accumulation de pigment.

Obs. II. — Marie L..., journalière, 49 ans ; entre à l'Hôtel-Dieu le 30 octobre 1877. Voici les quelques renseignements que mon excellent collègue Pangon, interne du service, a bien voulu me communiquer au sujet de cette malade. « Des aveux complets démontrent surabondamment, malgré l'absence actuelle de manifestations externes, qu'elle a eu la syphilis il y a huit ans. Bonne santé habituelle. Vers l'automne de 76 elle a commencé à éprouver un peu de faiblesse et d'insensibilité dans les membres inférieurs. Ces phénomènes se sont aggravés peu à peu, mais si lentement qu'au 2 décembre 78 la marche, bien que très-difficile, était encore possible. Mais à ce moment la paraplégie devient brusquement complète et s'accompagne de paralysie des sphincters, de vomissements et de douleurs en ceinture. Le 12 décembre elle prend un accès fébrile très-accusé. La contractilité électrique et les réflexes sont abolis; il existe une dyspnée notable. — le 14, au lieu d'incontinence, la malade offre une rétention d'urine absolue, qui nécessite le cathétérisme. Le 15 survient un tympanisme abdominal considérable. Enfin elle succombe le 29, avec de la dyspnée, de la cyanose, des accès fébriles irréguliers, quelques vomissements et de la *rétention* de l'urine et des matières fécales.

Autopsie. La moelle seule a été examinée. On n'a rien trouvé d'anormal à l'œil nu. — *Examen microscopique*. Les caractères histologiques peuvent être étudiés dans un des points où la lésion offre son maximum d'intensité, c'est-à-dire vers la partie supérieure de la région dorsale et dans le cordon latéral. — Ce qui frappe au premier abord, c'est l'épaississement considérable de la gaîne adventice des vaisseaux ; en sorte que ceux-ci se montrent sous l'aspect de cylindres, ordinairement réguliers lorsqu'on les considère sur une coupe pratiquée perpendiculairement à leur axe ; mais ils paraissent au contraire moniliformes quand, par hasard, la coupe les atteint suivant leur longueur. On peut dire que leur diamètre total est plus que doublé par cet épaississement; et cette modification porte d'une façon indubitable sur les dépendances de la gaîne adventice, c'est-à-dire sur la gaîne lymphatique des vaisseaux. En outre, de cette zone de sclérose partent des tractus conjonctifs qui se réunissent à des productions analogues, et qui constituent ainsi une véritable sclérose interstitielle. — En certains points, au niveau des vaisseaux dont les parois propres n'ont subi qu'un épaississement peu accentué, on trouve de véritables îlots de sclérose, confondus avec les dépendances de la gaîne lymphatique, et qui forment comme un petit lac au milieu duquel on aperçoit le vaisseau. — D'un autre côté, au niveau des points les plus malades, on voit que la pie-mère adhère complètement au tissu scléreux et offre un épaississement considérable ; mais, dans le cas actuel, le processus phlegmasique est déjà de date assez peu récente pour qu'on ne trouve plus ces traces d'inflammation subaiguë qu'on trouve d'autres fois. — A part ces détails qui sont, à proprement parler, des caractères histologiques, la sclérose ne semble pas avoir suivi une évolution rapide, ni avoir eu une grande tendance à l'organisation ; elle intéresse fort peu la substance grise. — Si l'on cherche à établir la géographie des altérations, on trouve qu'en général périphériques, elles offrent leur maximum entre la 1re et la 3e dorsale : ce fait est démontré par l'existence d'une dégénérescence ascendante manifeste portant, à la région cervicale, sur la totalité du cordon de Goll. En second lieu, de la 1re à la 3e dorsale il existe une lésion qui intéresse également les cordons latéraux, lésion que prouve une dégénérescence latérale double, complète et symétrique, déjà manifeste au niveau d'une coupe pratiquée vers la naissance de la 3e paire dorsale. Cette dégénérescence secondaire symétrique se poursuit jusqu'à la partie inférieure des régions dorsale et lombaire. — Quant aux lésions qui occupent les cordons latéraux et postérieurs, leur maximum est situé entre la 3e dorsale et la dernière cervicale.

Le fait important qui se dégage de ces deux autopsies, c'est l'altération constante et profonde qui occupe la pie-mère et la gaîne des vaisseaux. Et qu'on ne vienne pas objecter que c'est le hasard des séries qui a fait rencontrer ainsi deux fois ce groupe de lésions ; car, si l'on veut bien se reporter aux examens histologiques si précis consignés dans les faits d'Homolle, de Charcot et Gombault, et de

Winge, on trouvera des détails qui corroborent en grande partie, sinon pleinement, les nôtres. On lit dans l'observation de Winge : « La dure-mère est un peu injectée par places ; à l'intérieur il y a des traces de fausses membranes fines. Dans la région dorsale elle offre quelques adhérences avec l'arachnoïde... « *La dégénérescence marche de la périphérie au centre.* » On voit, dit Homolle, des fibres ondulées et des éléments embryonnaires disséminés ou groupés en amas autour des vaisseaux gorgés de sang, dont les parois sont très épaissies et qui forment comme autant de centres d'infiltration. Cette myélite annulaire diffuse indique déjà la coexistence d'un certain degré de méningite, facilement appréciable du reste, sur quelques points où la coupe comprend la pie-mère infiltrée d'éléments embryonnaires. » — Charcot et Gombault écrivent que « la tuméfaction de l'organe est constituée en partie par l'épaississement de la pie-mère et de l'arachnoïde enflammées. La partie postérieure et externe du cordon latéral gauche est intimement confondue avec la face profonde de la pie-mère. La plupart des tractus conjonctifs servent de support à des vaisseaux couverts de noyaux nombreux et dont la gaîne est remplie de corps granuleux cellulaires. »

L'analogie entre ces cinq observations est donc des plus saisissantes, et l'on ne saurait nier l'importance qui s'attache à ces considérations anatomiques, puisqu'on les voit se réaliser *cinq fois* sur les *six autopsies* connues où l'examen microscopique a été pratiqué. Ce n'est donc pas une affirmation téméraire que celle qui consiste à donner les altérations des méninges et des vaisseaux comme caractéristiques des altérations syphilitiques de la moelle.

Encore ne peut-on conclure à leur absence dans le cas où elles n'ont pas été signalées, car il suffit, ainsi que je l'ai déjà dit plus haut, de lire l'observation de Moxon pour voir que cet auteur ne s'est nullement occupé du groupement des lésions, de leur arrangement par rapport aux éléments normaux de la moelle, de leur topographie, en un, mot.

Et d'ailleurs, à un point de vue plus général, ce n'est pas là un fait isolé, qui s'écarte des processus anatomiques auxquels l'étude des lésions syphilitiques des autres viscères nous a rendus familiers. Bien au contraire : il confirme d'une manière éclatante les analogies que j'invoquais tout à l'heure entre la syphilis médullaire et la syphilis cérébrale. Les altérations les plus constantes que l'on trouve dans cette dernière, en dehors des exostoses et des gommes qui méritent une place à part, sont celles des méninges et des vaisseaux. Or, dans un paragraphe spécial, j'ai déjà signalé la fréquence des altérations grossières des méninges spinales observées à l'œil nu. Mes deux observations, jointes à celles d'Homolle, de Winge et de Charcot, nous montrent que cette méningite ne se limite pas aux membranes d'enveloppe proprement dites, mais gagne aussi les prolongements qui en dépendent, et qui vont, dans l'épaisseur de la moelle, former la trame conjonctive au milieu de laquelle sont plongés les éléments nerveux. Elles nous révèlent aussi la participation de la gaîne adventice des vaisseaux au processus morbide.

Heubner avait admis pour le cerveau une foule de lésions artérielles. M. Cornil, dans le remarquable ouvrage qu'il vient de publier [1], discute vivement les conclusions

---

[1] V. Cornil. *Leçons sur la syphilis*, p. 354. Paris, Baillière, 1879.

de cet auteur en ce qu'elles ont de trop absolu, et soutient que la plupart des endartérites qu'il a mises sur le compte de la vérole n'ont rien de syphilitique et rentrent dans les lésions de l'artérite commune. Mais la récente observation déjà citée, de MM. Coyne et Lépine renferme quelques détails du plus vif intérêt, parce qu'ils ne sauraient être passibles de la même objection ; M. Cornil, qui a vu leurs préparations, dit que « les vaisseaux sanguins étaient souvent entourés d'un manchon de petites cellules rondes siégeant dans la gaîne lymphatique qui les entoure, mais il n'y avait ni rétrécissement ni oblitération vasculaire par artérite et par phlébite. »

M. Cornil rappelle, en outre, les lésions périvasculaires qu'on a signalées dans l'accident primitif de la vérole; il les a constatées aussi dans certaines plaques muqueuses. « Dans le chancre induré, dit-il (p. 38), on rencontre toujours une *altération spéciale* qui a été décrite depuis quelques années en Allemagne; c'est un épaississement scléreux inflammatoire des tuniques des vaisseaux artériels et veineux, portant surtout sur leur membrane externe ou adventice ; c'est cette sclérose vasculaire qui rend compte de l'induration. Certaines plaques muqueuses des grandes lèvres et des petites ont un aspect érosif et s'accompagnent d'une induration du tissu conjonctif, qui n'est pas sans analogie avec ce que nous avons noté dans l'accident primitif de la syphilis. De plus, en pareil cas, les vaisseaux peuvent être notablement épaissis et sclérosés (p. 56). »

Ces faits ne constituent pas une exception à la loi posée par Virchow à propos de la syphilis des viscères en général : « début par le tissu conjonctif, qui devient le point de départ d'une prolifération cellulaire active ; puis, dans l'évolution ultérieure, deux processus bien distincts : l'un de régression, aboutissant au pus ou à la matière caséeuse, l'autre hyperplasique, conduisant à une organisation durable [1]. » Mais on peut prendre la chose de plus haut et dire que la syphilis se révèle essentiellement *une maladie du système lymphatique.*

Les preuves à l'appui de cette idée ne sont pas rares. Je rappellerai d'abord la multiplicité des altérations lymphatiques déterminées par la vérole dans ses phases initiales : inflammation sclérosique de la tunique adventice des vaisseaux situés au-dessous du chancre infectant, — lymphangite, — adénopathies généralisées qui accompagnent toujours les accidents cutanés et muqueux de la période secondaire. — Hayem était déjà arrivé à cette conclusion pour la cirrhose syphilitique. On sait, en effet, que cette affection diffère de la cirrhose alcoolique en ce que la lésion scléreuse est éminemment diffuse, et que, au lieu de se localiser entre les lobules, elle les pénètre et se montre à la fois intra et extra-lobulaire. Frappé de ce fait et des modifications constantes qu'il a trouvées dans les gros vaisseaux lymphatiques de ces foies syphilitiques, Hayem s'est demandé s'il n'y avait pas là un caractère spécial à la sclérose syphilitique.

La topographie des lésions médullaires, telle qu'elle résulte des cinq observations susdites, semble justifier absolument son assertion. En effet, la gaîne adventice des vaisseaux, les enveloppes spinales, avec la trame conjonctive qui se détache de la face interne de la pie-

---

[1] Virchow. *La syph. constitutionnelle*, 1860. Trad. Picard, p. 175.

mère et constitue, en fin de compte, la névroglie, com -
muniquent largement entre elles, et font partie du grand
système des espaces lymphatiques. « La névroglie, dit
M. Renaut dans l'article déjà cité, est identique, dans sa
constitution, avec le tissu conjonctif lâche, au sein duquel vivent les éléments anatomiques différenciés comme
au sein d'une atmosphère lymphatique. La lymphe, en
effet, circule dans les mailles de la névroglie, et il est
possible de développer suffisamment cette dernière pour
montrer clairement qu'elle est l'intermédiaire obligé
entre les éléments nerveux d'une part, et, d'autre part,
les vaisseaux qui les nourrissent. Il n'existe pas de lymphatiques canaliculés dans les centres nerveux myélen-
céphaliques. »

L'idée que nous venons d'émettre entraîne avec elle
une conséquence *obligée*, à laquelle je ne chercherai pas
à me soustraire, car elle est elle même un des faits qui
frappent le plus dans les autopsies que l'on possède ;
cette conséquence, c'est la diffusion des lésions, c'est
l'absence, je dirai plus, l'impossibilité de leur systématisation exacte.

En effet, dès que nous admettons la propagation de la
syphilis par le système lymphatique (non seulement les
réseaux canaliculés, mais aussi le tissu conjonctif lâche),
la topographie des lésions doit marcher de pair avec la
distribution du tissu qui en est le siége primordial ; or,
dans la moelle en particulier, la névroglie s'insinue sans
ordre à travers les éléments nerveux, et pénètre aussi
bien dans la substance grise qu'à travers les cordons qui
l'entourent ; ses modifications pathologiques doivent par-
ticiper de ce caractère ; et cela est si vrai que Vulpian,

en décrivant les scléroses fasciculées ou rubanées, a émis l'hypothèse que l'irritation devait partir primitivement *des éléments nerveux du système affecté*, et qu'on devait les appeler *myélites parenchymateuses* (systématiques), réservant le nom d'*interstitielles* à celles qui sont diffuses.

Les autopsies confirment absolument cette manière de voir. Toutes celles (les deux miennes comprises) que j'ai réunies dans le dernier groupe, concernant les altérations de la moelle elle-même, nous montrent des lésions éminemment diffuses. Cette unanimité, qui s'appuie sur un chiffre fort respectable de neuf autopsies, est un des faits les mieux prouvés de la syphilis médullaire; et elle suffirait à elle seule, à mon avis, à faire regarder comme de pures coïncidences les myélites systématisées, que l'on a citées comme exemples de myélites syphilitiques. Telle est l'observation de Dejérine, que j'ai déjà écartée à cause des doutes qui planent sur la nature de l'affection, et dans laquelle il n'a trouvé qu'une altération limitée aux cornes antérieures. Si l'on admet que le mélange de pemphigus et de rupia offert par cette malade, malgré l'absence d'éruptions antérieures, caractérisait bien évidemment une syphilis maligne précoce, nous ne saurions voir, dans sa téphro-myélite subaiguë, autre chose qu'un exemple de myélite chez une femme syphilitique. Telle est aussi l'observation suivante, que Caizergues a rapportée dans sa thèse à côté de celle de Dejérine, et dans laquelle la nature spéciale de la myélite est pour le moins fort problématique. En voici l'analyse succincte :

Observation II (p. 61). Atrophie musculaire d'origine syphilitique. — Il s'agit d'un homme de trente-trois ans, qui offre une ankylose de toutes les articulations de la jambe gauche, consécutive à un rhumatisme articulaire aigu. Syphilis à vingt-huit ans (cinq ans auparavant). Aujourd'hui il présente une atrophie considérable des muscles des membres inférieurs et du bassin ; on note aussi de l'atrophie, mais bien moins accusée, des épaules et des bras. Céphalée frontale, qui disparaît presque pendant le jour. Aucun accident tertiaire. Influence nulle du traitement spécifique.

Il est bien entendu que je mets en doute seulement l'atrophie musculaire primitive, idiopathique, et non celle qui ne constitue qu'un épiphénomène greffé consécutivement à une lésion diffuse de voisinage. Il en est de même pour les scléroses fasciculées, à quelque cordou qu'elles appartiennent. — Ceci nous conduit à parler de l'ataxie locomotrice.

Depuis quelques années, les auteurs ont engagé de vives discussions sur les relations qui existent entre cette maladie et la syphilis. C'est Fournier *(Ann. de dermat.* 1876) qui s'est le plus efforcé d'établir un rapport de causalité entre ces deux affections. A l'appui de son dire il a apporté une statistique dans laquelle, sur trente cas d'ataxie, on note vingt-quatre fois la syphilis dans les antécédents. En outre il signale un certain nombre de cas, dont six lui sont personnels, où l'iodure de potassium a amené la guérison. L'année dernière, Drysdale est venu soutenir devant la Société médicale de Londres les idées de Fournier, en faisant l'éloge de l'iodure administré de bonne heure et à doses massives.

Mais tous les auteurs sont loin de partager cet enthou-

siasme. Dans la discussion qui s'engagea sur la communication de Drysdale, quelques-uns des membres présents
lui répondirent qu'il était par trop fantaisiste d'attribuer
tout à la vérole, et Bloxham lui demanda pourquoi les
femmes étaient si rarement ataxiques, bien que la syphilis fût assez fréquente chez elles. — Déjà Broadbent,
avec son grand sens clinique, avait été frappé de la
même particularité anatomique sur laquelle nous insis-
tons dans ces pages, et pour cette même raison il ne
croyait pas à l'ataxie d'origine spécifique. Voici ce qu'il
écrivait en 1874, deux ans avant les leçons de Fournier :
« On a dit que l'ataxie locomotrice était souvent syphilitique. Mais je ne trouve pas de confirmation de cette
opinion dans mes observations ou dans mon expérience
personnelle ; et *ce n'est pas le fait de la syphilis de
suivre dans sa progression un arrangement fonctionnel ou structural, ni de se confiner dans une aire vasculaire particulière...* De même pour la paralysie infantile. » M. Cornil, dans son récent ouvrage cité plus haut,
ne se montre pas moins incrédule : « La syphilis, dit-il,
se retrouve, suivant M. Fournier, dans les deux tiers
des cas des ataxies ; mais il s'agit là de l'ataxie locomotrice commune. Par conséquent la syphilis n'a modifié
ni les symptômes ni les lésions de la maladie en question. Elle ne pourrait tout au plus être considérée que
comme une cause prédisposante, éloignée de l'ataxie. Le
désordre du mouvement ne serait pas une maladie syphilitique, car, lorsqu'on a affaire à des maladies directement causées par la syphilis, celle-ci leur imprime toujours son cachet anatomique, et il n'en est rien dans
l'ataxie : là, en effet, on ne trouve ni inflammation pro-

ductive spéciale ni gomme; l'ataxie avec antécédents syphilitiques est la même, anatomiquement, que celle qui atteint les sujets vierges de syphilis. Nous ne pouvons par conséquent pas admettre là l'action directe du virus » (p. 365). J'ajouterai que les succès obtenus *pendant* le traitement mixte ne prouvent pas grand' chose pour la thèse de Fournier : les rémissions purement spontanées et parfois très longues qu'on observe chez les ataxiques, sont de notion vulgaire aujourd'hui ; et rien ne prouve que les prétendues guérisons attribuées à la médication spécifique étaient autre chose que ces rémissions temporaires : les malades n'ont pas été suivis assez longtemps pour qu'on puisse affirmer le contraire. D'ailleurs les préparations mercurielles, ainsi que l'iodure, ont une action résolutive incontestable, qui les fait employer dans une foule de cas où la syphilis n'est pour rien, et le traitement mixte est encore une des médications les moins infidèles que l'on possède dans les inflammations médullaires non spécifiques et à marche lente.

Toutefois, dans les critiques qu'il adresse à Fournier, M. Cornil me paraît trop absolu. Les différences entre les lésions de l'ataxie et celles de la syphilis ne sont peut-être pas aussi complètes qu'on pourrait le croire. D'abord la sclérose occupe le plus souvent simultanément non seulement la moelle épinière, mais encore l'encéphale et quelques nerfs crâniens; aussi a-t-on pu dire, non sans quelque raison, que c'était une maladie du système nerveux en général plutôt qu'une affection médullaire. Ensuite on a signalé, dans certaines formes qu'on a qualifiées d'anormales, l'extension de la lésion aux cordons voisins et même aux cornes antérieures. Enfin, dans les

régions altérées, on a noté l'épaississement des parois
des capillaires et des petits vaisseaux ; quelquefois leurs
gaînes lymphatiques sont dilatées. Je saisis cette occasion pour rappeler que les lésions vasculaires peuvent
exister dans des myélites communes et non spécifiques :
n'y eût-il déjà que la diapédèse des globules blancs, que
le fait serait hors de doute. Ce qui est particulier à la
syphilis, c'est l'altération périartérielle, en tant que faisant partie du système lymphatique; encore n'est-elle
pas obligée, car le processus morbide, marchant de la
périphérie au centre, peut bien se limiter quelque temps
aux méninges et à la névroglie.

Voilà, sans parti pris, l'exposé rapide des raisons qui
militent pour ou contre l'origine syphilitique possible de
l'ataxie locomotrice. On voit combien est complexe cette
question, si simple en apparence. Il me semble que, dans
les recherches ultérieures, on ne pourra trouver la solution que dans l'anatomie pathologique, et peut-être
verra-t-on qu'il y a réellement deux grandes classes
d'ataxies : les unes, simples, essentielles, se traduisant
par une sclérose plus rigoureusement limitée aux zones
radiculaires internes des cordons postérieurs; les autres,
nées sous l'influence directe de la vérole, et se révélant
à l'autopsie par des lésions plus diffuses, occupant les
méninges et les vaisseaux, et pouvant envahir les sys-
tèmes avoisinants. Mais, pour le moment, il serait difficile de se prononcer, surtout en face des divergences de
savants aussi éminents que ceux que je viens de citer.

Résumé. Pour terminer ce long exposé des altérations
pathologiques de la syphilis spinale, je crois bon d'en résumer les principaux traits.

La syphilis de la moelle offre, dans ses processus anatomiques, les plus grandes analogies avec la syphilis cérébrale; comme dans cette dernière, on y trouve des lésions des os, des méninges et du tissu nerveux.

Les lésions des enveloppes consistent en méningites scléreuses et en méningites gommeuses; elles sont très fréquentes, et aboutissent souvent à la symphyse méningée et à la symphyse méningo-médullaire.

Les tumeurs gommeuses sont rares; on en possède seulement cinq observations, encore sont-elles toutes plus ou moins contestables.

Les diverses lésions du tissu nerveux sont la sclérose ou le ramollissement (limités ou prédominant à la périphérie), suivant que l'affection était chronique ou plus ou moins aiguë.

Le processus morbide offre une topographie remarquable, que, d'accord avec M. Pierret, nous considérons comme spéciale aux lésions syphilitiques : il occupe essentiellement le grand système lymphatique, représenté, dans le canal rachidien, par les méninges, la névroglie et la gaîne adventice des vaisseaux.

La conséquence obligée qui résulte de cette conception, c'est la diffusion des lésions et l'absence de toute systématisation exacte.

Toutefois, pour plusieurs raisons, on doit faire les plus grandes réserves en ce qui concerne l'ataxie locomotrice. Il n'y a que des recherches ultérieures qui puissent résoudre la question des rapports de cette maladie avec la syphilis.

CHAPITRE III

SYMPTOMATOLOGIE

Les développements dans lesquels je suis entré à propos de l'anatomie pathologique me permettent de laisser
de côté une foule de détails. Puisque nous avons affaire à
des lésions éminemment diffuses, les troubles fonctionnels qu'elles provoquent doivent, sans contredit, parti-
ciper de ce caractère.

Loin de moi cependant la pensée d'exclure absolument
des myélites syphilitiques les myélites systématisées ;
non ; mais, en prenant place dans le cadre des manifestations syphilitiques, elles dévieront du type vulgaire,
elles cesseront de se limiter exactement à un seul système ; nous verrons se grouper autour du symptôme
fondamental toute une série de phénomènes surajoutés,
et l'apparition de ces signes insolites nous révélera, à
n'en pas douter, la diffusion du processus morbide.

Ainsi donc, pour nous, la paralysie infantile, la paralysie spinale aiguë de l'adulte, l'atrophie musculaire progressive, la sclérose symétrique des cordons latéraux,
considérées chacune isolément, en tant que lésion rigoureusement limitée à un système, ne sauraient être des

manifestations directes de l'intoxication syphilitique. D'ailleurs, de toutes ces maladies il n'y en a qu'une dont on ait jusqu'à présent rapporté un exemple avec autopsie : c'est le cas de Déjérine, cité plus haut. Or les conditions au milieu desquelles a été observée cette atrophie des cornes antérieures sont loin d'entraîner la conviction, d'autant plus que Dejérine lui-même a cru devoir faire ses réserves à ce sujet. On voit donc que les faits recueillis jusqu'alors ne démentent nullement notre manière de voir.

Dans l'énumération qui précède, j'ai omis à dessein l'ataxie locomotrice progressive : le caractère des lésions, la participation presque constante de l'encéphale et des nerfs crâniens ; la connaissance des formes dites anomales, dans lesquelles on a vu la lésion gagner les cordons voisins et les cornes grises, même les cornes antérieures : tous ces faits démontrent que l'ataxie mérite une place à part dans le groupe des scléroses fasciculées. Mais la question a été traitée assez longuement dans le chapitre précédent, et je n'y reviendrai pas.

Après cette élimination, à laquelle nous a conduit l'observation exacte des altérations pathologiques, il nous reste donc un signe important qui, d'une façon générale, caractérise les manifestations spinales de la syphilis : *c'est l'irrégularité, la diffusion des symptômes*, à laquelle il faut ajouter l'irrégularité, la diffusion des localisations, ainsi que le type rémittent observé dans l'évolution de la maladie. Nous arrivons à cette idée par l'observation minutieuse des lésions anatomiques ; c'est un fait qui s'impose à notre esprit comme une déduction logique de l'étude que nous venons de faire.

Et d'ailleurs cette conclusion n'est pas nouvelle ; ce qui nous appartient en propre, c'est qu'elle est fondée sur l'anatomie pathologique ; mais elle avait attiré déjà d'une façon toute spéciale l'attention des cliniciens. La plupart se sont contentés d'enregistrer les faits au fur et à mesure qu'ils les observaient, sans y voir la loi qui s'en dégage ; d'autres, au contraire, en ont fait la synthèse et en ont tiré la caractéristique générale des manifestations syphilitiques. Je ne citerai que les principaux : Après avoir rapporté trois observations de syphilis ner-veuse, RUSSEL écrit (en 1862) : « Il y a des raisons de croire que le virus syphilitique existait dans ces trois cas, et *l'irrégularité des troubles nerveux est*, d'une manière frappante, *conforme aux caractères particuliers des localisations nerveuses de la syphilis. Elles ne sont semblables à aucun des types classiques, par la grande extension et l'irrégularité de distribution des lésions.* » On se rappelle, dans l'extrait que j'ai donné plus haut à propos de l'ataxie, cette phrase de BROADBENT (1874) : « *Ce n'est pas le fait de la syphilis de suivre dans sa progression un arrangement fonctionnel ou structural, ni de se confiner dans une aire vasculaire particulière.* » CAIZERGUES, qui admet parmi les myélites syphilitiques l'atrophie musculaire progressive et l'ataxie locomotrice, dit cependant que, « *comme dans la plupart des lésions syphilitiques de la moelle, les symptômes ne sont pas toujours classiques.* » GRIESINGER a écrit à ce propos quelques pages remarquables, et pourtant son Mémoire remonte à l'année 1860 : « Le trait le plus saillant des affections nerveuses syphilitiques est d'être pour ainsi dire, *fragmenté.* Heubner, dans son travail sur les lésions syphilitiques des artères cérébrales, pose comme caractéristiques le *degré incomplet*, les *semi-symptômes graves*, qui n'offrent que la moitié de l'intensité qu'on observe dans les autres maladies. D'autre part on note parfois l'intensité extraordinaire de quelques symptômes isolés (*douleurs*, hébétude, convulsions, chorée, *contractures, paralysies*). Mais *le groupement insolite de plusieurs symptômes simultanés* importe encore plus au diagnostic que les caractères particuliers d'un phénomène isolé. »

Je crois inutile d'accumuler les citations. Les faits cliniques s'accordent très bien avec l'anatomie pathologique, pour permettre d'affirmer que les symptômes des myélites syphilitiques doivent trahir des altérations diffuses.

On conçoit combien cette diffusion rend difficile l'analyse de chacun des symptômes de ces affections. Toutefois, si l'on essaye de généraliser les faits qui se dégagent des innombrables observations qui ont été publiées sous le titre de myélites syphilitiques, voici ce qu'on en peut dire en quelques mots.

Début. Le début est en général lent et graduel; cependant il peut être aigu, et on a vu les malades frappés parfois avec une grande brusquerie : ainsi dans le cas du docteur H. Mollière, le malade, qui était entré à l'hospice le 3 juillet pour des douleurs ostéocopes, offre tout à coup, 4 jours après, une rétention d'urine qui nécessite le cathétérisme ; en même temps se déclarent l'affaiblissement des membres et une constipation opiniâtre. Le malade de Jaccoud voit sa paraplégie se développer en trois jours. Tel est aussi le malade qui fait l'objet de

l'observation I de Caizergues : à peine guéri de ses accidents secondaires, alors qu'il se croyait enfin délivré à jamais, il ressent brusquement les premières atteintes de sa
paraplégie le 4 janvier sans qu'un excès d'aucun genre
ait pu expliquer ces accidents.

Marche. Tous les types ont été signalés, depuis la
sclérose la plus chronique (*ataxie locomotrice*) jusqu'à
la paralysie ascendante suraiguë qui tue en quelques jours
(Dejérine et Goetz); cependant ce sont les myélites à
marche subaiguë, presque chronique, et dont l'évolution,
(quand elle est complète), dure plusieurs mois, qui forment la grande majorité des manifestations spinales de
la syphilis. La plupart des auteurs avancent que les myélites dont la marche offre une certaine acuité éclatent de
préférence dans les périodes initiales de l'infection. Je ne
saurais trop mettre en garde le lecteur contre ces asser-
tions absolues; voici d'ailleurs quelques chiffres compa-
ratifs.

Cas de myélites aiguës ou subaiguës : *Caizergues*.
(*Observation IX*). Chancre en 1867; trois mois après la
disparition des accidents secondaires en décembre 1868,
survient la myélite.

JULLIARD (Obs. I). Elisa A...... était à peine arrivée à la période de transition lorsque éclatèrent ses accidents médullaires.

CAIZERGUES (Obs. I). Myélite aiguë chez un syphilitique qui a
eu son chancre deux ans auparavant, et qui a présenté ensuite
une syphilide pustuleuse et ulcéreuse.

HOMOLLE. Méningo-myélite subaiguë chez une femme qui en
est au moins à la période de transition. En effet, elle a eu un
avortement en avril 72, une éruption en mai ; une iritis en
septembre 73 ; et l'affection médullaire ne survient qu'en janvier 74, alors qu'elle présente une éruption papulo-squameuse en
corymbes.

Bayer. Chancre en 1863. Depuis cette époque, on a noté un exanthème papulo-pustuleux, de la raideur à la nuque, une tumeur rénitente vers la dernière cervicale, et une tumeur au niveau de la suture fronto-pariétale. Ce n'est qu'en mai 1867 qu'il offre une paralysie ascendante aiguë.

Chevalet. Myélite ascendante subaiguë en novembre 68, chez un homme qui a contracté la syphilis en 1860, et qui a pris pendent 4 ans de la liqueur de van Swiéten et de l'iodure.

H. Mollière. Myélite aiguë chez un colporteur qui a eu son chancre infectant 15 ans auparavant, et qui offre actuellement une tumeur syphilitique des bourses, et une large plaque pustulo-crustacée sur la paroi abdominale.

On voit combien est fausse l'idée que les myélites plus ou moins aiguës sont presque fatalement liées à la syphilis secondaire. Il serait plus vrai de dire que les myélites chroniques à forme scléreuse sont moins l'apanage de cette période que de la période tertiaire.

Signes symptomatiques, 1° *Motilité*. Elle est, dit-on, généralement beaucoup plus atteinte que le système sensitif, et les troubles moteurs sont remarquables par l'irrégularité de leur distribution. Non seulement, dans la forme paraplégique, qui est la plus commune, les membres inférieurs peuvent être pris d'une façon très inégale, mais encore la paralysie peut offrir les variétés les plus complexes et les plus imprévues. Je me bornerai à citer quelques exemples frappants :

Charcot et Gombault. Le membre inférieur droit n'est pas paralysé ; à gauche, au contraire, la paralysie du mouvement, sans être absolue, est très prononcée.

Winge. Le malade a éprouvé d'abord, dans la jambe gauche de la parésie et de l'anesthésie, qui ont commencé par le pied ; ce n'est que plus tard que la jambe droite a été prise de même.

Philipson. Même fait en sens inverse : la paralysie de la jambe gauche n'est arrivée qu'un certain temps après celle de la droite

FOLET. Le malade a présenté de l'hémiparaplégie avec anesthésie croisée. Il en est de même dans une observation inédite recueillie dans le service du Dʳ Clément, à l'hospice de la Croix-Rousse.

CAIZERGUES. (Obs. IX). La jambe droite se paralyse entièrement, la jambe gauche demeure intacte.

2° *Sensibilité*. Quelques auteurs ont avancé qu'elle était toujours normale, et que ce fait-là était absolument caractéristique des myélites d'origine syphilitique. En faisant la part de l'exagération, il n'en est pas moins vrai que, dans beaucoup de paraplégies syphilitiques, l'intégrité de la sensibilité contrastait étrangement avec l'intensité des lésions motrices. Ainsi, dans le cas de *Mollière*, la sensibilité était tout à fait normale malgré une paraplégie absolue. Dans *l'observation* III *de Caizergues*, chez un malade qui offre une paraplégie notable, avec contractures, exagération des réflexes, rétention d'urine et incontinence fécale, on constate, non sans étonnement, que la sensibilité est absolument conservée dans toutes ses formes (tact, chatouillement, pincement, chaleur, électricité). Dans un cas *Philipson* a remarqué aussi l'intégrité de la sensibilité, malgré la présence de troubles médullaires fort sérieux. — Mais cette intégrité est loin d'être constante, et les cas ne sont pas rares où l'anesthésie a été très accusée : tel est celui qui m'est personnel (anesthésie absolue par places) ; tels sont ceux de Winge et de Moxon. — Mais, d'une façon générale, le fait qu'on observe le plus souvent (après la conservation de la sensibilité), et qui est vraiment le plus remarquable par sa fréquence, c'est la perversion de cette sensibilité dans ses différentes modes. Les faits abondent à l'appui de mon dire ; je ne cite que les plus saillants :

CHARCOT ET GOMBAULT. Douleur spontanée et à la pression au

niveau des apophyses épineuses des vertèbres dorsales, anesthésie douloureuse de la peau à ce niveau. Au-dessous : du côté droit, c'est à peine si la douleur électrique et celle du pincement sont senties ; le contact est perçu ; à gauche, le simple frôlement du doigt y est douloureusement ressenti.

Caizergues. (Obs. VIII). Douleurs spontanées fulgurantes et en ceinture ; sensibilité au tact et à la douleur devenues obtuses surtout la seconde ; sensibilité musculaire perdue dans les jambes ; le malade ignore leur position.

Caizergues. (Obs. IV). Chez un malade qui offre de l'incoordination motrice, on remarque que la sensibilité est troublée dans les parties inférieures du corps : le contact, le chatouillement de la face plantaire du pied ne sont pas perçus ; à la jambe et à la cuisse le tact et la pression sont perçus confusément. Hyperesthésie douloureuse occupant exactement les jambes, et qui va croissant du genou aux orteils. Retard de la sensation pour la douleur et non pour le tact.

Caizergues. (Obs. I). Zone d'hyperesthésie douloureuse et tactile au niveau des nerfs qui émergent au-dessus du renflement lombaire, et qui, augmentant progressivement, finit par s'élever jusqu'à la clavicule.

Homolle. La sensibilité électrique est conservée ; le contact et la température sont perçus, mais il y a une analgésie manifeste à droite, ainsi qu'à la face palmaire des avant-bras.

Julliard. (Obs. I). Malgré une paraplégie absolue, la sensibilité au tact est généralement conservée ; pourtant, dans certains points, comme à la face interne du tibia, elle est abolie. En outre, la malade se trompe de lieu, et rapporte, par exemple, à la plante du pied une piqûre faite à la face dorsale, ou même au membre droit une sensation dont l'origine est dans le côté gauche.

Troubles des sphincters et du sens génital. — Ils sont très fréquents, et, qui plus est, leur apparition n'est pas en rapport avec la gravité des symptômes concomitants, de telle sorte que dans maintes circonstances c'est l'abolition du sens génital ou la rétention d'urine qui a donné l'éveil aux malades et qui a constitué la première manifestation appréciable de leur myélite. —

Chez le malade de *Jaccoud*, la rétention est contemporaine du début de l'affection ; dans le cas d'*Homolle*, la rétention survient avant que la paraplégie soit complète. Dans l'*observation X de Caizergues*, alors que la paralysie motrice est très peu accusée, on note une constipation opiniâtre, qui ne cède que momentanément sous l'influence des purgatifs, et le besoin d'aller à la selle n'est pas senti : en revanche la miction est facile. Dans le cas de *Bayer* la myélite débute brusquement le 5 mai, et le lendemain en notait déjà de la constipation et une miction difficile. L'un des malades de *Philipson* est plus curieux : il offre d'abord de l'incontinence d'urine et des matières fécales ; au bout de quelque temps l'incontinence d'urine fait place à une rétention assez absolue pour nécessiter le cathétérisme pendant plus d'un mois ; mais l'incontinence fécale a persisté au même degré que les premiers jours. — Dans l'*observation III de Caizergues*, on note la rétention d'urine absolue coïncidant avec des selles involontaires et non perçues par le malade. — Le cas de *Moxon* nous montre la paralysie des sphincters survenue moins de trois semaines après le début appréciable. — Le malade de *Mollière* entre à l'hospice le 3 juillet pour des douleurs nocturnes ; le 7 il est pris brusquement d'une rétention d'urine qui nécessite le cathétérisme ; le 17, dans un bain de siège, il a une émission involontaire, brusque et douloureuse, d'urine et de matières fécales. Le lendemain les urines sont purulentes et fétides. — Enfin, on verra bientôt, dans l'observation du Dr *Albert*, que son malade eut une rechute survenue avec une rapidité inouïe et caractérisée par la suppression absolue des selles et de la

miction. — Dans *l'observation III de Lacharrière*,
on note l'abolition du sens génital, malgré le peu d'intensité des phénomènes concomitants, qui consistaient seulement en fourmillements, affaiblissement musculaire et douleurs en ceinture. — *L'observation IV de Caizergues* signale de l'incontinence d'urine et de la spermatorrhée.

J'ai insisté un peu longuement sur ces phénomènes parce que je crois qu'en raison même de leur fréquence et de leur intensité dans les myélites syphilitiques, ils peuvent acquérir ici une importance toute spéciale.

Mouvements réflexes. — En dehors des myélites chroniques à évolution lente, chez lesquelles les désordres deviennent peu à peu considérables, les mouvements réflexes sont presque toujours, non-seulement conservés, mais encore exagérés.

Douleur. — La participation fréquente des méninges au processus morbide est indiquée par la fréquence des phénomènes douloureux.

Mollière : Douleurs nocturnes ; une émission douloureuse d'urine et de matières fécales ; douleur quand on essaye d'imprimer des mouvements à la jambe gauche.

Caizergues. (Obs. I). Douleur vertébrale spontanée et à la pression ; zone d'hyperesthésie douloureuse au niveau des nerfs qui émergent au-dessus du renflement lombaire. (Obs. III). Un point douloureux dorso-lombaire, douleurs dans les bras et les épaules. (Obs. VIII). Douleurs fulgurantes et en ceinture.

Philipson. (Obs. I). Le malade se plaint constamment de douleurs violentes dans les jambes et dans les genoux, surtout à l'approche de la nuit ; c'est même ce symptôme qui fait songer à la syphilis.

Caizergues. (Obs. IX). Douleur très vive dans les lombes ; s'irradie dans les cuisses et s'exagère par la marche.

Dejérine et Goetz. Leur malade a éprouvé des douleurs intenses.

Chevalet a signalé une douleur lombaire à marche ascendante, et de la céphalée.

Charcot et Gombault de la céphalée, et une douleur vertébrale qui se produisait spontanément et à la pression.

Julliard. Ma malade a ressenti des douleurs très pénibles dans les jambes.

On doit prendre en considération, pour le diagnostic, l'existence de ces douleurs, surtout lorsqu'elles offrent quelque analogie avec les douleurs ostéocopes, lorsqu'elles revêtent le type rémittent à exacerbations nocturnes, et qu'elles coïncident avec de la céphalée ou avec des névralgies placées sur le trajet de divers nerfs crâniens.

Troubles trophiques. — On a signalé fréquemment la présence d'eschares sacrées, même dans des cas qui ont été suivis de guérison. L'observation I de Caizergues en est un exemple remarquable ; en effet, alors que le malade entrait en convalescence, on trouve une petite eschare qui s'était développée sournoisement depuis quelques jours ; « large comme une pièce de 20 francs, elle siège à l'extrémité supérieure du pli interfessier, et se compose d'une partie centrale grisâtre et d'une partie périphérique érythémateuse ; elle est peu douloureuse. »

Je ne crois pas que, dans les myélites syphilitiques, les eschares soient soumises à d'autres lois que celles qui président à leur formation dans les myélites vulgaires. Il en résulte que, dans ce cas particulier, les considérations pronostiques que l'on peut tirer de la présence des eschares ne diffèrent pas de celles que l'on peut faire à propos de toute myélite, quelle qu'en soit l'origine.

Je ne saurais mieux résumer ce chapitre qu'en insé-

rant à cette place une observation inédite, que je considère comme absolument typique, et qui a été recueillie
par mon ami, le Dr Albert, dans sa clientèle privée :

Obs. III. Le 25 avril 1878, je fus appelé chez un liquoriste de
26 ans, demeurant aux Brotteaux. Cet homme, doué d'une bonne
santé habituelle, se plaignait depuis quelques jours d'une céphala-
gie persistante à forme gravative, accompagnée d'un vertige assez intense pour rendre la station verticale à peu près impossible.
La face et les conjonctives étaient vivement injectées, la langue
blanche, le pouls peu fréquent. Je crus avoir affaire à une congestion encéphalique, résultant d'un excès de fatigue ou d'une légère insolation, et je prescrivis le repos au lit et des révulsifs sur
le tube digestif et les membres inférieurs.— Ne recevant plus de
nouvelles de ce malade, je le croyais guéri, lorsqu'un mois plus
tard (22 mai) je fus de nouveau appelé auprès de lui. Ses parents
m'apprirent alors qu'à la suite de la médication susdite il était
survenu une certaine amélioration ; mais il était resté de la faiblesse des membres et de la pesanteur de tête. Enfin, depuis quelques jours, les troubles encéphaliques étaient devenus tellement
intenses que la station horizontale restait seule possible. On notait en outre une légère parésie des membres inférieurs.

Médication révulsive énergique pendant une semaine. Les troubles céphaliques s'amendent un peu ; je me livre alors à un examen plus détaillé des troubles qui siègent dans les membres abdominaux, et qui persistent au même degré. Le malade n'accuse
aucune douleur, mais il se plaint d'éprouver dans les pieds et les
jambes un vague engourdissement et une sensation de froid ex-
cessif, qui l'oblige à s'emmaillotter littéralement dans la flanelle
et le coton. Je remarque, dans ces mêmes régions, un degré notable d'analgésie et d'anesthésie, avec diminution notable des réflexes et de la contractilité électrique. Ces phénomènes sont plus
marqués à la jambe gauche. — Placé debout, le malade peut à
peine faire quelques pas, et se rend difficilement compte de la
nature du sol, sur lequel il marche en fauchant. Immobile, et les
pieds rapprochés, il tombe dès qu'on lui ferme les yeux. Dans le
décubitus, il éprouve les plus grandes difficultés à soulever les
jambes (surtout la gauche) à quelques centimètres au-dessus du

lit. — En même temps je remarque sur les téguments des macules un peu rougeâtres ; mais, interrogé au point de vue de la
syphilis, le malade nie énergiquement tout antécédent, et affirme
que ces taches viennent par poussées, et disparaissent spontanément, et cela depuis deux ans. D'autre part il raconte que, quelques mois auparavant, il a passé une partie de la nuit sur un
banc, à la belle étoile. J'incline à penser que je suis en face d'une
myélite chronique *a frigore*, et je conseille l'hydrothérapie. Le
malade en fait pendant un mois et demi, et en obtient une guérison presque complète : il ne lui restait absolument qu'un peu de
faiblesse dans la jambe gauche et la sensation de froid indiquée
plus haut. Il reste alors un mois sans suivre aucun traitement. Le
30 septembre on me rappelle, je constate alors les mêmes troubles
paralytiques qu'au mois de juin, la paraplégie est même absolue
cette fois ; en outre il m'apprend qu'il n'a pas eu de selles depuis
plusieurs jours, et qu'il n'a pas pu uriner depuis 24 heures. Cette
récidive était survenue aussi brusquement qu'un coup de foudre.
— Cathétérisme pendant un mois. Les taches que j'avais déjà observées ont reparu. Malgré les dénégations formelles que ce jeune
homme continue à opposer à mes questions, je prescris d'emblée
3 grammes d'iodure de potassium, et j'élève assez rapidement la
dose à 6 grammes. — 15 jours après cette médication, j'observais
une rémission très notable de tous les symptômes. Au bout d'un
mois, il urinait seul, et la constipation avait disparu avec la paraplégie. — Il a continué à prendre un peu d'iodure chaque jour.
Actuellement (fin février 79) la marche est normale, sauf un peu
d'hésitation dans les premiers pas, surtout après un repos prolon-
gé ; il fait des courses de plusieurs heures, et peut descendre d'un
omnibus sans le faire arrêter. Il peut se tenir solidement debout,
les pieds rapprochés et les yeux fermés. Il existe encore une tendance à la constipation ; en outre, quand le besoin d'uriner se
déclare, il est pressant, et, si le malade ne le satisfait pas aussi-
tôt, il éprouve ensuite un certain degré de rétention. — Enfin,
ce malade qui ressentait depuis près de 3 ans une somnolence
très marquée, presque invincible dès qu'arrivait le soir, en est
complètement guéri depuis qu'il prend l'iodure.

Ce n'est que tout récemment qu'il a fini par me faire des aveux
complets ; voici son histoire : Chancre dur, occupant le sillon
balano-préputial, et s'accompagnant d'adénite bi-inguinale, sur

venu à Pâques 1871 ; n'a jamais dépassé le volume d'une pièce de
50 centimes, et a duré 3 mois. Après la cicatrisation, il est resté
une induration qui a persisté assez longtemps, et qui est remplacée par une tache cicatricielle blanchâtre. Quelque temps après,
alopécie. Jusque-là, *aucun traitement*. Alors un pharmacien lui
prescrit du sirop de salsepareille ioduré (à la dose de 3 grammes
d'iodure par jour) pendant 3 mois. Dès lors, plus de traitement.
En 76, surviennent des macules rougeâtres, que des bains sulfu-
reux faisaient disparaître chaque fois. — Aucun autre accident
que la somnolence signalée plus haut.

CHAPITRE IV

Les considérations d'anatomie pathologique et de symptomatologie dans lesquelles je suis entré dans les deux chapitres qui précèdent constituent, à proprement parler, une longue étude de diagnostic, et me dispenseront de détails trop minutieux sur ce dernier.

Comme l'a fort bien dit Caizergues, le diagnostic repose sur *l'étiologie, la symptomatologie et le traitement.*

A propos de l'étiologie, je n'insisterai point sur les difficultés qu'éprouvent parfois les médecins à obtenir des aveux de la part des malades : c'est une remarque qui s'applique à toute manifestation viscérale de la syphilis, et qui n'a rien de spécial à la syphilis médullaire. Une recherche minutieuse des traces qui peuvent exister sur les téguments et les muqueuses est, dans ces cas, préférable à tous les interrogatoires.

L'étude des symptômes permettra d'éliminer presque à coup sûr les affections nettement systématisées. Toutefois (il est presque puéril de le rappeler) si la syphilis donne lieu à des myélites diffuses, en revanche, toute myélite diffuse n'est pas syphilitique, et ce n'est que la connaissance des antécédents qui peut donner au diagnostic quelque probabilité. Le cas le plus simple est celui où l'on observe des phénomènes médullaires et *cérébraux* plus ou moins diffus et indéterminés, à marche rémittente, chez un individu qui offre en même temps des accidents secondaires ou tertiaires. On devine sans peine quelle diversité doivent offrir les tableaux cliniques.

En somme, antécédents syphilitiques, éruptions cutanées et muqueuses secondaires, ou accidents tertiaires ; coïncidence fréquente de troubles cérébraux ; groupement insolite, caractères diffus et rémittents des phénomènes médullaires : tels sont les points de repère qui permettront au médecin d'arriver à un diagnostic probable, sinon absolument certain. D'ailleurs, le praticien a-t-il la moindre hésitation, que le malade doit bénéficier du doute. Ce serait, à mon avis, commettre une faute grave que de lui refuser un traitement spécifique sous l'unique prétexte que la nature de son affection n'est pas bien définie.

C'est qu'en effet le pronostic des myélites syphilitiques est bien différent de celui des myélites qui ressortissent à d'autres causes. En faisant la part de l'enthousiasme des spécialistes, qui les a entraînés parfois à accepter comme acquis des faits discutables, il reste encore un grand nombre d'observations où l'on ne saurait nier l'influence de la médication antisyphilitique.

Cette influence varie d'ailleurs suivant les cas. Elle

est considérable dans les myélites à marche plus ou moins aiguë, parce qu'elles sont assez bruyantes, et attirent l'attention de bonne heure, avant que des altérations profondes et durables aient eu le temps de se produire. Quant aux scléroses à marche chronique, qui par leur évolution lente, sont plutôt l'apanage de la période tertiaire, le traitement a moins de prise sur elles, et cela s'explique aisément : leur phases initiales sont obscures et silencieuses ; et le malade ne vient le plus souvent implorer les ressources de l'art qu'à une époque où les désordres sont irréparables, parce que la lésion organique est définitivement constituée. Encore, même dans ces cas, tout espoir n'est-il pas perdu.

Le traitement de la syphilis médullaire est celui de la syphilis en général, abstraction faite, bien entendu, des moyens thérapeutiques dont l'application est usuelle dans les phlegmasies viscérales et dans les myélites vulgaires. Caizergues, qui aime les classifications, a consacré plus de vingt pages à l'énumération *méthodique* de ces divers agents. Voici quelques extraits de ce passage : « Quand on lit l'article Traitement des différents travaux publiés sur la syphilis médullaire, on est étonné de son manque presque absolu de méthode ; on y cherche vainement ce *filum medicinale quod desideratur*, dont parle Bacon. Nous allons nous efforcer de montrer que, même pour la syphilis, qui a des remèdes spécifiques ; même pour les lésions organiques de la moelle, qui sont l'opprobre de la médecine, il y a place pour une thérapeutique rationnelle : la thérapeutique des indications et des méthodes, la thérapeutique de nos maîtres dans l'art de guérir... Trois mots la résument : indication, méthode, agent. *Indications prophylactiques*. 1° Traiter les prédispositions générales ; 2° combattre les prédispositions locales ; 3° empêcher les causes localisatrices... *Indications curatives*. Emanciper la lésion locale du joug de la diathèse.. Soulager le malade physiquement et moralement. » On me pardonnera de ne pas suivre l'auteur dans cette prolixité de détails qui parfois ne laisse pas que d'être un peu naïve. Je la trouve, pour mon compte, absolument superflue, alors qu'il eût suffi de dire que la nature syphilitique d'une affection médullaire ne devait pas la soustraire à la thérapeutique mise en œuvre contre les myélites en général.

La médication qui convient dans tous les cas aux myélites syphilitiques est le traitement mixte ; toutefois, on doit le modifier un peu suivant l'époque de l'infection à laquelle éclatent les accidents nerveux. Dans les myélites précoces, c'est le mercure qu'on doit administrer de préférence ; l'iodure de potassium, seul ou associé au premier, reprend tout ses droits dans les troubles médullaires plus tardifs. Il faut alors le prescrire à doses massives, et en continuer l'usage pendant longtemps avec une grande ténacité.

Les uns commencent d'emblée par 4 à 6 grammes dans les 24 heures ; d'autres n'arrivent à ces doses élevées que par une progression lente. Charcot emploie une méthode différente, qu'il appelle « traitement mixte à interruptions, » et par laquelle il aurait triomphé là où souvent un usage quotidien de doses moyennes de mercure et d'iodure de potassium n'avait rien produit. Voici comment il procède en pareil cas (*voyez le Progrès médical du* 13 *janvier* 1877) : « Frictions tous les jours avec

5 ou 6 grammes d'onguent napolitain ; en même temps
l'iodure sera pris à la dose de 6, 8 ou 10 grammes pour
les 24 heures, en partie par lavements. Le traitement
sera maintenu autant que possible dans toute sa rigueur
pendant 20 jours environ, suspendu ensuite complètement
pendant quelques jours, rétabli de nouveau de la même
façon que la première fois, et ainsi de suite à trois ou
quatre reprises. »

Arrivé au terme de ce Mémoire, j'ai la conviction
de n'avoir rien négligé pour exposer de mon mieux l'é-
tat actuel de nos connaissances sur la syphilis de la
moelle épinière. Les idées nouvelles que j'y ai consi -
gnées sous l'inspiration de mon maître, M. Pierret, im-
primeront, je pense, une direction plus précise aux recherches ultérieures ; et, si j'ai pu dans ce modeste
travail, contribuer pour une faible part à jeter quelque
lumière sur un sujet aussi controversé que celui des localisations spinales de la syphilis, je me trouverai largement récompensé de mes efforts.

Dans l'index qui suit, j'ai supprimé tous les travaux
qui, malgré leur titre, n'étudiaient la syphilis nerveuse
que dans l'encéphale ; c'eût été étendre à l'infini ces indications, sans aucun profit pour la question qui nous
occupe. J'ai aussi établi à grands traits quelques divi-
sions, qui faciliteront singulièrement les recherches bibliographiques que le lecteur serait tenté de faire au milieu de cette longue énumération d'auteurs : ce n'a pas

été la partie la moins ardue de ma tâche. — En terminant, je me fais un devoir de rappeler que j'ai beaucoup puisé dans la bibliographie si consciencieuse de Caizergues ; j'en ai éloigné ce qui n'avait pas directement
rapport à la moelle, et j'ai comblé les quelques lacunes
qu'il m'a été donné d'y découvrir.

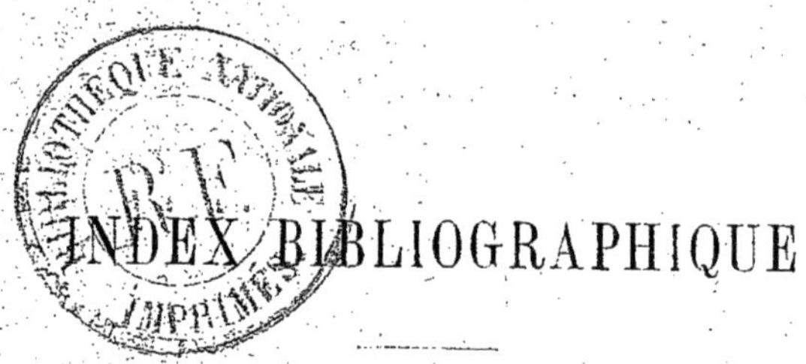

INDEX BIBLIOGRAPHIQUE

I. **Traités généraux** à consulter pour l'histoire des localisations spinales de la syphilis.—Ulrich de Hutten, de morbo Gallico, 1519.—Astruc,
de morbo ven., lib. IV, cap. III, 1736, — Cirillo. Traité des malad. vén.,
1786. — Devergie. Clin. des malad. syph., p. 157, 1826. — Prost. Médecine éclairée par l'ouverture des corps, t. II, p. 59, 1804.— Deval. Traité de
l'amaurose, 1851. — Vidal (de Cassis). Malad. vénér., 1853. — Melchior
Robert. Traité des malad. vén., 1853. — Jaccoud. Les parapl. et l'atax. du
mouvement, 1864. — Brown-Séquard. Leçons sur les paralys. des m. inf.,
1863. — Lancereaux. Traité hist. et prat. de la syph. 2ᵉ édit., 1874. — Rosenthal. Traité clin. des mal. du syst. nerv., p. 364, 1877. — Jullien. Traité
prat. des mal. vénér., p. 936 et 956, 1878.

II. **Mémoires sur la syphilis des centres nerveux.** — Yvaren.
Des métamorph. de la syph. (in Gaz. méd. de Lyon), 1854. — Knorre. Syphilitische Lähmungen (Deutsche Klinik), 1849. — Gjör. Norsk Magazin, XI.
p. 794 ; et XIX, 1856.— Engelstedt. Ueber syph. Affect. des Central nerven-
systems (in Behrends Syphilidologie) Erlangen, 1858.—Waldemar-Stemberg.
Kjöbenhaven 1860, (analysé in medico-chirurg. Review, 1861). — Lagneau,
Malad. syph. du syst. nerv., 1810. — Griesinger. Ueber lüetische Erkran-
kungen des Gehirns und Rückenmarcks (in Archiv. der Heilkunde, p. 68-81),
1860. — Gros et Lancereaux. Des affect. nerv. syph., 1861.—Zambaco. Des
affect. nerv. syph., 1862.— Wagner. Das Syphilom des Rückenmarcks, 1863.
—Thomas Reade. Tertiary syphilis (in Dublin Quarterly-Journal, vol., XIII,
XXX) et XXXVI, p. 324, 1863. — S. Wilks. On the syphilitic affections of
internal organs (Guy's hospital reports, 3ᵉ série, IX, p. 1), 1863. (Caizergues
cite encore par erreur deux articles de S. Wilks, qui n'ont aucun rapport
avec la syphilis ; dans l'un (Med. Times and Gaz. t. II, p. 83, 1861), l'auteur
parle d'atrophie aiguë du foie, et compare l'action de l'iodure et du bromure
de potassium dans l'épilepsie ; dans l'autre (Edinb. med. journal, 1862) il
parle de la fièvre typhoïde). — Jaksch. Klinischen Vorträge über die Lehre
von der Syphilis innerer Organe (in Prager med. Wochenschrift, nᵒˢ 1 à 52),
1864.—Weidner. Ueber spinale Lähmungen Syphilis, nach Canstatt's Jahrber.,

1869. — Keyes. Syphilis of the nervous system (in New-York med. journal)
november, 1870. — Moxon. On syph. disease of spinal cord. (in Dublin Quarterly-Journal, t. LI, p. 449, 1870 et in Guy's hosp. rep., 3° série, vol. XVI,
p. 217-240, 1871). — Gilkens. A case of syphilis of the nervous system, with
remarks (in Philadelphia med. and surgical report), 1871. — Hutchinson.
Syphil. diseases of nervous system (Med. and surg. journal of med. science),
July 1871. — Taylor. A contribution to the study of syphilis of nervous
system (Boston med. and surg. journal) décem., 1871. — Fournier. La
syphil. chez la femme. Formes précoces de syphilis nerveuse (Gaz. hebd.,
n° 45) 1872. — Buzzard. On paralysis, convulsion and other nervous system
affections in syphilitic subject. (Lancet, avril, mai, 1873); et clinical aspects o
syphilitic affect. London, 1874. — Broadbent. Lettsomian lectures. Syphilis
as a cause of disease in the nervous system. Lu à la Société méd. de Londres (in Lancet du 10, du 24 janv., etc. 1874). C'est par erreur que Caizergues place les Lettsomian Lectures en 1873. — Rocchi. Sifilide spinale (in
Giornale ital. delle mallatie vener., p. 273), 1873. — Albert Reder. Bei-
trage zur Casuistik syphilitischer-Affectionen des centralnerven Systems (in
Vierteljahrschrift), 1874. — Wunderlich. Ueber syph. Affect. des Gehirns und
Rückenmarcks (in Sammlung Klin. Vorträge, n° 93, 3° fascicule de la 4° série,
1874-75. — Mauriac. Affect. syph. précoces des centres nerveux (Ann. de
derm. et de syphil., t. VI, p. 161), 1875. — Alfred Fournier. Ataxie syphilitique (in Annales de dermat.) 1876. — Althaus. Syph. affect. of the
nervous system (Med. Times, p. 511, 10 novembre), 1877. — Jacobson. Syph.
affect. of the nervous system. Tuars (in Chicago med. journal and exam..,
p. 285), 1878.

..III. — **Cas de syphilis médullaire consignés dans diverses pu-**
blications. — Lalouette. Tremblem. syph. (in Nouvelle méthode de traiter les mal. vén.), 1776. — Portal. Un cas de carie syph. (in Observ. sur la
nat. et et le trait. du rachitis.) 1797. — Houstet. Une paraplég. syph. guérie
p. frict. mercurielles (Mém. de l'Acad. de chirurgie, 1810). — Lucas-Cham-
pionnière. Un cas d'hémipl. avec parapl. guéri p. trait. spécif. (in Journal
de Lucas-Champ.) 1851. — Bedel. (Une parapl. guérie par les mercuriaux
dans le service de Récamier en 1842 (in Th. de Strasb.), 1851. — Ricord.
Parapl. sans-lésion macroscopique, 1842. — Schützenberger. Un cas guéri
(Gaz. méd. de Strasbourg), 1850. — Famès. Gaz. hebd., 1855. — Allain.
Monit. des hôpit. du 11 sept., 1858. — Greppo. Gaz. méd. de Lyon, 15 août,
1849. — Rodet, Gaz. de Lyon, avril 1859. — Jackson et Hutchinson. Med.
Times and Gaz , p. 648, June, 22, 1861. — Leubuscher et Henoch. Analysé
in Gaz. hebdm., 1861. — Mac-Dowell. Dublin Quarterly-Journal n° 5, XXXI,
p. 321, 1861. — Russel. Med. Times and Gazett, feb., 8, 1862 et oct., 17, 1864;
— Passayant. Syphilitische Lähmungen (Virchow Archiv, XXV). 1862. —
Von Huistow (Arch. für Psych., vol. IV, p. 65), 1863. — Leven. Bulletin
de la Soc. biolog., 1863; et Gaz. méd. de Paris, 1864. — Hérard. Gaz. hebd.,
p. 501, 1864. — Lancereaux. Syphilis viscérale (Dégén. second. antéro-lat.
après gommes cérébrales) Gaz. hebd., 1864. — Winge. Disease of the spinal
corde, etc. (in Dublin med. Pres., 2° série, vol. IX, p. 659, 1863. Il présente
à la Soc. méd. de Norwège les préparations de deux moelles syphilitiques le

28 oct. 1863. C'est par erreur que Caizergues indique l'année 1865. — MOORE, The Dublin Quarterly-Journal of med. science, may, 1866. — FOLET, CHEVALET. Bulletin de thérap., t. LXXIII, p. 77 et 90, 1867.—HUGHLING JACKSON. Cases of diseases of the nervous system in patients subjects of inherited syphilis. Lancet 10 april, 1869. Caizergues indique par erreur the Lancet du 17 oct. 1868 et du 24 déc. 1869. — CLIFFORD ALBUTT. Cases of syph. disease of the nervous system. Saint-Georg. hosp. rep., t. IV, p. 44, 1869. — RUSSEL. Med. Times and Gaz. febr. 25, p. 219, 1871. — CHOLMELEY. Syph. paralysis, with marked local muscular wasting. Brit. med. Journal, febr., 15, 1873. — BAYER. Union médic., 1869. — HUMBERT MOLLIÈRE. Annales de dermat. et de syphil., t. II, p. 311, 1870. — LJUNGGREEN ARIK. Ueber Syph. des Gehirns und Nerven Systems. Arch. für Dermat. und Syph., p. 322, V. H. p. 509, 1871. — LORENZO HALES. American Journal of syphilographie, oct., 72. — OWEN REES. Remarks on nervous diseases hawing their origine in syphilis. Guy's hosp. Rep., XVII, 1872.— TOWSEND. Philadelphia med. and surg. Reports, 14 dec., 1872. — BERKELEY HILL. Bullet. de thérap., 1872.— CHARCOT et GOMBAULT. Sur un cas de lésions disséminées des centres nerveux chez une femme syphilit. Archives de physiolog., t. V, p. 143, 1873. — BRUBERGER. Virch. Arch., Bd LX, 1874. — BROUARDEL. Gaz. des hôpitaux, nos 39, 41, 43, 1874. — LÉPINE. Gaz. méd., Paris, n° 14, 1874. — RUSSEL. Med. Times and Gaz., 25 nov. 1874. — LYMAN. The Boston med. and surg. journal, 1875. — CARTER. The Lancet, 24 july 1875. — DRESCHFELD. The Practitioner, may, 1875.—RICHET, 1875. — GALLARD. Union médicale, 706, 1874. — BERGER. Berlin Klin. Wochenschrift, p. 234, 1876. — BARÉTY. Annales de dermat., t. V, p. 206. HOMOLLE. Progrès médic., 1876.—DEJÉRINE. Archiv. de physiol., p. 430, 1876.—(Atroph, musc. et paraplég. chez un syph.). DEJÉRINE et GOETZ., ibid., 1876. (paralysie ascend. aiguë sans lésions). — WESTPHAL. Charité-Annalen, p. 420, 1876. —BUZZARD. Lancet, 18 august., 1877. — MAURIAC. Gaz, hebd., 1876-77, passim et Progrès médic., 1877. — DE CÉRENVILLE. Lyon-médical. t. XXIV, p. 357, 1877. ALISON. Somes cases of syphilitic chorea. The American journal of med. science, july, 1877. — PHILIPSON. The Lancet, mars 1878. — ISRAEL. Deutsche Zeitung für prakt. Med. nos 35 et 36, 1878. — BARWELL. Brit. med. journal, p. 228; 16 febr. 1878. — DRYSDALE. Med. Society of London, april, Lancet, 4 mars, 1878.

IV. **Thèses sur la syphilis médullaire**. — LADREIT DE LACHARRIÈRE. Des paralysies syphilitiques, Paris, 1861. — SONREL. Des paral. syph. Strasbourg, 1862. —J.-H. MATHIAS. Un cas de syphil. tertiaire, Strasbourg, 1865.—DAVIDOGLOU. Syphilis du système nerveux, Paris, 1868.—FAID. Analgésie syphilitique, Paris, 1870. —APARICIO. Tremblement syphilitique, Paris, 1872. —MAYAUD. Syphilis secondaire et tertiaire du syst. nerv., Paris, 1873. — VIALLE. Paraplégies syphilitiques, Paris, 1875. CAIZERGUES. Myélites syphilitiques, Montpellier, 1878.

TABLE DES MATIÈRES

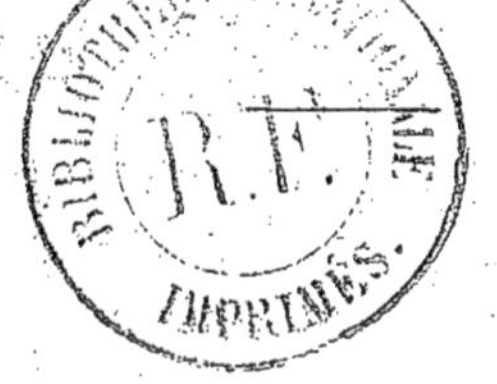

LYON. — IMP. PITRAT AÎNÉ, RUE GENTIL, 4.

www.ingramcontent.com/pod-product-compliance
Ingram Content Group UK Ltd.
Pitfield, Milton Keynes, MK11 3LW, UK
UKHW022326070726
13614UKWH00002B/983